JN299141

精神科臨床を始める人のために
精神科臨床診断の方法

中安 信夫

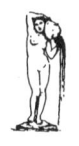

星 和 書 店

Seiwa Shoten Publishers

2-5 Kamitakaido 1-Chome
Suginamiku Tokyo 168-0074, Japan

A Beginner's Guide to Psychiatric Practice
Diagnostic Method of Clinical Psychiatry

by
Nobuo Nakayasu, M.D.

©2007 Seiwa Shoten Publishers

序

　本書は，筆者が編集委員を務めている「精神科治療学」誌（星和書店）にいま現在も連載中の「連載：体験を聴き，症候を読む」のうち，「第Ⅰ部　症候を読み取る：心的体験から精神症候へ──精神科臨床を始める人のために」の第1～3章を一書にまとめたものである。各々の章には先行論文が存在するが，さらにその元となったものは，東京大学医学部附属病院における精神科臨床実習において筆者が長年にわたって担当してきたセミナー「診断面接」の講義プリントである。

　この小冊子は副題にある「精神科臨床診断の方法」をテーマとしたものであり，そして主題にある「精神科臨床を始める人のために」役立つよう，その基本を述べたものであるが，その点では本書の主題と副題は入れ替えた方が整合的であるかもしれない。しかし，筆者が敢えて「精神科臨床を始める人のために──精神科臨床診断の方法」と題したのは，本書の元が上記した医学生向けの講義プリントであったように，本書はこれから精神科を専門にしようとしている医師，ならびに短期間であれ精神科診療に携わる研修医や医学生等々，いずれにしろ精神科臨床を始める人を主たる対象として執筆したものであって，まずもってそうした方々に読んでいただきたいと願っているからである。

　本書の読者対象として精神科臨床を始める人を想定している旨

を述べたが，そのことに関連するものとして，以下に本書執筆の動機を記しておこう。

「診断は治療の侍女であって主人ではない」，これは筆者の敬愛する臺弘先生の記された一節である。端的に表わされたその文言にあるように，精神科に限らず臨床の究極の目的は治療にあって診断ではないが，侍女たる診断が適切になされてこそ初めて主人たる治療が功を奏するのである。上述の臺先生の言は，そもそもは研究用対象選択基準にすぎないはずのものを臨床診断基準へと転用することによって診断法の位置を占めるまでに至ったDSM：米国精神医学会「精神疾患の診断・統計マニュアル」（その診断法は一言で言えば'症候を聴く'であって，本書にて詳述する，本来あるべき'体験を聴き，症候を読む'という臨床姿勢を医療現場から失わせてしまった）が治療に結びつかないままに隆盛している現状を批判しての発言と思われるが，筆者もまた同感であり，上述の'精神科臨床の危機'とでもいうべき現状に抗すべく，ここに筆者が記したのは，あくまでも究極の目的である治療を見据えての診立ての方法であって，そこで肝要なのはたんなる診断病名の賦与ではなく，診断に至るプロセスである。それはDSM-Ⅲ導入（1980）のはるか前，さかのぼること一世紀以上も前の近代精神医学の創始以来，臨床の場において脈脈と受け継がれてきた精神科臨床の揺るぎない基本的方法であって，ゆえにことさらにオリジナルなことを付け加えうるものでもないが，あまりにも基本的であるがゆえに必ずしも成文化されてこなかったという事情を考慮して筆者なりに成文化を試みてみたのである。それはひとえに，これから精神科臨床を始める人に，誤った

臨床姿勢で患者に臨んでいただきたくないからである。

　上記したように，本書で述べることは精神科臨床診断に至るプロセスであって，この点で本書は精神科臨床を始める医師，医学生のみならず，すでに精神科臨床に携わっておられる看護師，臨床心理士，精神科ソーシャルワーカーの方々にも一部は直接的に役に立ち，また少なくとも共同治療者である精神科医が診断にあたってどのようなプロセスを経ているのかを知っていただくという点で参考になるのではないかと考えている。

　なお，各章末に2編ずつ配した「精神科雑感」は「精神科治療学」誌の編集後記として記した随想であって，堅苦しい本文を読んでいただく途中の'しばし休憩'としてお読みいただければと思うが，臨床の日々にある精神科医の思いの一端を知っていただきたくもあって，併せ掲げた次第である。

平成18年12月

中安　信夫

目　　次

序 ……………………………………………………………………iii

第1章　精神医学における臨床診断のあり方 ……………1
Ⅰ．臨床診断とは仮説設定である　*1*
 1．疾患概念 vs. 臨床診断　*2*
 2．臨床診断＝仮説設定という認識の有用性　*4*
Ⅱ．臨床診断は予見と「疑見」を含むものでなければならない　*5*
 1．予見の必要性　*5*
 2．「疑見」の必要性　*7*
Ⅲ．臨床診断は「治療の成否」によって検証される　*9*
【精神科雑感1】疑診のすすめ　*14*
【精神科雑感2】「心の病」に物申す　*15*

第2章　精神科臨床診断のための基礎情報 ……………*17*
Ⅰ．年齢，性別，職業　*18*
Ⅱ．主訴と受診動機（患者）and/or 来院理由（同伴者）　*19*
 1．〈主訴〉と〈受診動機〉は別のものである　*19*
 2．同伴者がいる場合には，患者とは別個に〈来院理由〉を尋ねる　*20*
 3．〈主訴〉，〈受診動機〉は患者の生の言葉で陳述通りに記載する　*22*

Ⅲ．現病歴　*23*

　　1．現病歴をいつの時点から書き始めるかは治療者の判断に属する　*23*

　　2．時間を追って記載し，時期の特定とともにその折の患者の年齢や社会的立場も明らかにしておく　*24*

　　3．患者ならびに同伴者の陳述を生かし，術語は用いずに記載する　*25*

　Ⅳ．家族歴　*28*

　Ⅴ．既往歴　*29*

　Ⅵ．生活史　*29*

【精神科雑感3】万年筆が臨床眼を鈍くする!?　*32*

【精神科雑感4】若くして癌で逝った，ある患者との別れ　*33*

第3章　精神科臨床診断の要としての状態像診断　……*35*

　Ⅰ．精神科臨床診断の要は状態像の特定にある　*35*

　　1．精神医学的診断面接　*35*

　　2．状態像の概念　*38*

　　3．二段階の診断過程　*39*

　Ⅱ．状態像診断　*42*

　　1．状態像診断とは〈解析と統合に基づくパターン認知〉である　*42*

　　2．状態像診断とは〈動的プロセス〉である　*52*

　Ⅲ．状態像記載の実際例　*55*

【精神科雑感5】'インテリやくざ'たれ!　*62*

【精神科雑感6】障害を受けるのも心，その心を受け止めねばならないのもまた心　*63*

第 1 章
精神医学における臨床診断のあり方

　精神医学における臨床診断のあり方について，筆者自身[1,3,6]が長年の臨床経験の中で体得したものを3点に分けて述べる。ここで述べることは，「体得」と記したように今現在の筆者からすれば言わずもがなの当たり前のことであり，またそれは殊更に精神医学に限られるものでなく臨床医学一般に通じることであるが，診断を確定する検査所見に乏しく，文字どおりの意味での「臨床(bedside)」診断しかない精神医学にとっては，心に留めておかなければならない肝要な事柄と思う。

I. 臨床診断とは仮説設定である

　ここにおいて「仮説」と呼んでいるのは，精神疾患の多くがいまだその病態生理を知られず，したがってその疾患性は厳密には仮定にしかすぎないということを述べているのではない。そうではなく，一応現在の疾患分類を実体あるものとして認めるとしても，臨床場面において個々の医師が患者にそれらの診断名を与える時，それは常に仮説の設定であり，そうであるならばそれとして自覚しておくことが治療上重要であることを述べているのである。

1. 疾患概念 vs. 臨床診断

この議論の理解のためには,疾患概念と臨床診断との違いを対比的に論じることが有用であろう[3]。

近代精神医学の創始者ともいえる Kraepelin, E. が,進行麻痺をモデルとして原因-症候-経過-転帰-病理所見の一連の組み合わせによる疾患単位 Krankheitseinheit の概念を提唱したことは周知のことであるが,Kraepelin の指し示したこうした疾患単位の考え方は,彼の目論みとは違って今なお精神医学においては〈原因〉も不明でかつ〈病理所見〉の得られていない臨床単位が多数を占め,そうした臨床単位が症候-経過-転帰による取り敢えずの,いわば括弧付きの「疾患単位」に留まっているのが現状であるとしても,現在でもなお概ね妥当な見解であろうと思われる(現代においてはさらに,〈原因〉と〈症候〉の間に〈病態生理〉と〈病態心理〉を介在させるべきである[10])。ここで本節との関連で重要なことを指摘したいと思うが,それは疾患単位の成立には〈経過〉や〈転帰〉,さらに端的には〈病理所見〉を要件とすることに示されるように,疾患概念とは遡向的 retrospective な解析によって,そしてそれも1例の解析ではなく,類似した多数例の検討を経て与えられる事実認定であるということである。

疾患概念とは「多数例に基づく遡向的な事実認定」と述べたが,一方我々が日々臨床の場で行っている臨床診断とはいかなるものであろうか。臺[11]が「診断は治療の侍女であって主人ではない」と述べたように,臨床診断というものが個々の症例に対して,かつもっぱら治療方針の決定のために行われるものであることは論をまたないが,治療というものが,救急例を思い浮かべれ

ばすぐにわかるように原則的には'待ったなし'のものであり，現在から未来に向かって行われるもの，すなわち前向的 prospective なものである以上，その方針を決定するための診断は常にその時点その時点において，情報の多い少ないにかかわらず，得られているかぎりの情報に基づいて，暫定的であれ決められねばならないという性質を有するものある。このように，臨床診断とは現在におけるもっとも蓋然性の高い判断であるというにすぎず，新たな情報（治療に対する反応も含めて）の入手によっては未来における変更の可能性を残したものであるということ，筆者はこのことをさして臨床診断とは仮説設定であると述べているのである（臨床場面で用いられる「確定診断」や「疑診」という言葉は，たんに仮説の蓋然性の高低を表しているにすぎない）。ここに臨床診断とはその本性として仮説設定であり，その意味において臨床診断もまた治療と同様に前向的なものと言わざるをえないと思われる。「疾患概念とは多数例に基づく遡向的な事実認定である」という先の言い方を真似ていえば，「臨床診断とは1例に対する前向的な仮説設定である」と言えるであろう。もちろん，ある1例に対していかなる仮説を設定するか，すなわちいかなる臨床診断名を与えるかにあたっては，多数例から得られた事実認定としての疾患概念が最大の準拠枠になることは改めて述べるべくもないことである。

　以上述べた疾患概念と臨床診断の違いを，対象，時間的ベクトル，作業内容に分けて表1に示したが，疾患概念と臨床診断の考え方を対比すれば，上述の項目に関して各々，「多数例に基づく―1例に対する」，「遡向的な―前向的な」，および「事実認定―

表1 疾患概念と臨床診断の考え方の対比（文献3より一部追加して引用）

	対象	時間的ベクトル	作業内容	
疾患概念	多数例	遡向的	事実認定	→疾患分類学nosology
臨床診断	1 例	前向的	仮説設定	→診断基準diagnostic criteria

仮説設定」となり，両者の考え方がまったく対極的なものであることがよくわかるであろう。なお，疾患概念を集約し，体系づけたものが疾患分類学 nosology であり，また臨床診断に基準を定めたものが臨床診断基準 diagnostic criteria であるが，その成り立ちからいってこの両者もその考え方において対極的といえるものである。

2. 臨床診断＝仮説設定という認識の有用性

さて，疾患概念との比較を通して臨床診断というものがあくまでも仮説設定であることを述べたが，より適切な治療方針の決定のためには蓋然性のより高い仮説を設定することが望ましいことは言うまでもないことである。しかし，こと精神科臨床においては，このことが短兵急に求められると，治療的には逆のマイナスの方向に作用することがある。神経症圏あるいは人格障害圏の患者に対する，診断の「確定」を求めるあまりの，時宜をわきまえない情報の聴取が治療的に無効なばかりか，治療関係を破壊し，また病状の悪化すらも招きかねないことはその一つの例であろう。それは，ひとえに精神科臨床というものが治療者と患者との人間関係の下に行われ，また成就されうるという特殊性があることによるものであり，そこでは診断と治療は糾える縄のごとく，

その都度の局面を違えながらも限りない連鎖として進めていかなければならないからである。

　以上のことは、診断の「確定」といっても、それはたかだか仮説の蓋然性を今少し高めるだけのことであり、その自覚があればこそ、時には診断を追い求めることを抑制することの重要性を述べたものであるが、臨床診断が仮説設定であることを治療者が自覚しておくことの効用が今一つある。それは第Ⅱ節で述べる近未来の状態像の予見にもかかわらず、予想外の事態が生じた際に発揮されるもので、診断が確定された不動のものではなく、あくまでもその時点までの仮説設定であると認識しておくと、新たに生じてきた事態を取り込んで再度の仮説設定を行い、それに応じた治療方針を選び直すことが、いうならばスタンスを変えることが容易に行いうるからである。診断を確定されたものとして硬直化して考えているかぎりは、スタンスの変更は容易ではなく、治療は後手後手へと回りかねなくなる。

Ⅱ. 臨床診断は予見と「疑見」を含むものでなければならない

　ここでは臨床診断における予見と「疑見」の必要性を述べる。

1. 予見の必要性
　まずは予見の必要性に関してであるが、それは治療というものは現在の状態を改善するだけでなく、近未来のきたるべき状態を予測して、それを防止することにもあると思うからであり（この

ことは統合失調症における再発〈シューブSchub〉予防とか、躁うつ病における病相予防とか、いったん診断が確定された後には十分に考慮されていると思えるが、診断を進めていく過程においては留意されることが少ないように思える）、そうであるならば診断は現在状態に基づくだけでなく、近未来の状態像への予見をも含んでなされるべきものと考えられるからである。

さて、それでは臨床診断において予見を含むとは、具体的にはどういうことを意味するのであろうか。筆者の考えるところでは、それは疾患の完成形態だけでなく、その萌芽形態を、言葉を換えれば初期段階をも診断しうるということである。俗に「名医」と言われる人は「一を聞いて十を知る」ことがこの近未来の状態像の予見において発揮される人に違いない。それは目につきにくいものではある（予防的対応が成功するので）が、それなくしては常に「予想外」の状態変化にたじろぎ、治療が後手後手へと回らざるをえなくなる。もちろん筆者は、すべての精神科医に名人芸を目指せということを言っているのではなく、名人芸の「芸」たるものを解析し、それをすべての精神科医が共有することのできる「技法」へと転じていくことの必要性を述べているのである。

ここで筆者個人の経験を述べるが、筆者が統合失調症の特異的初期症状の研究を始めたのは、研修医の頃に見聞した上級医の統合失調症初期診断の芸に感心もし、また不満にも思ったことにある。感心したのは、言葉に直すならば「表情の硬さ」とか「思路の乱れ」とかでしか語れない微妙な表出から近未来の状態像を予見して診断をつけうる能力であり、不満に思ったのは、予見（診

断）の根拠の伝達可能性と確実性の如何にあった。筆者の初期統合失調症研究の眼目が，患者の体験症候の詳細な記載とその統合失調症特異性の検討におかれたのは，以上の経緯によって予見の根拠の伝達可能性を高め，確実性を増すことが「技法」としての統合失調症初期診断には不可欠と思われたからである。

　疾患の萌芽形態から完成形態を予見するにあたって，是非考慮しておかなければならないことがある。それは，萌芽形態の症状は完成形態の症状に比して一般に未完成と考えられるが，「未完成」とは必ずしも症状がたんに軽症であるとか，あるいは部分的であることを意味するとは限らず，場合によっては完成形態の症状とはまったく異なっていることもありうるからである。自身の研究を引き合いに出すが，図1は筆者[5]が自らの臨床の中で観察し，かつそれらの発現機序ないし発現過程を理論的にも考察して得られた統合失調症の症状形成過程図（症状系統樹）であるが，ここで同定された初期症状である自生体験，気付き亢進，漠とした被注察感，緊迫困惑気分などは，極期症状すなわち完成形態の症状である幻声，妄想知覚，自我障害，緊張病症候群などの軽症型であるとか一部分であるなどとはとうてい呼びえないものである。

2. 「疑見」の必要性

　次いで「疑見」の必要性に関してであるが，ここに筆者が「疑見」なる新造語を用いて表現したいことは，鑑別診断にあたっては常により重症の疾患の可能性を疑うという診断姿勢のことである。というのは，我々が患者を前にして臨床診断を行う際には，可能性のあるいくつかの鑑別疾患の中からまずは最重症の疾患の可能性を検討し，順次その手続きをより軽症の疾患へと及ぼして

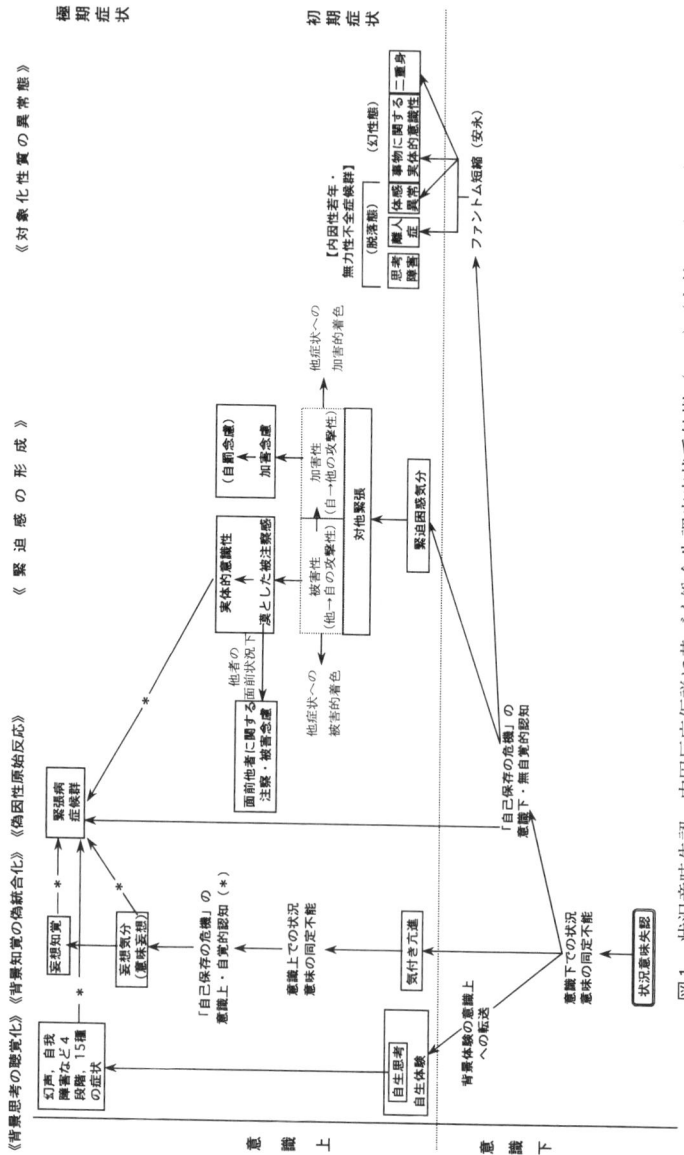

図1 状況意味失認—内因反応仮説に基づく総合失調症系統樹 (2004) (文献9より引用)

いくことが習い性となっているように，重症の疾患を見逃すことが患者に与える被害がいかに大きく，取り返しのつかないものになるかを我々が知っているからであり，したがって重症の疾患が疑われた場合にはより軽症の疾患である可能性を考慮しつつも，なお決然とそうと，すなわち重症の疾患であると診断し，それに対応した治療を始めなければならないからである。

　以上述べた考え方を別の言葉で表現すると，より重症の疾患の診断に際しては偽陽性 false positive を含むのも致し方がない，あるいはそれは必要悪であるということであるが，もちろんこれは，診断は治療方針を立てるための仮説の設定であり，新たな情報の入手次第ではいつでもその仮説を，すなわち診断を変更するというスタンスのもとに初めて許される必要悪である。

Ⅲ．臨床診断は「治療の成否」によって検証される

　本節は第Ⅰ節と対になるものである。すなわち，臨床診断が仮説設定であるならば，その検証は何によって行われるかということを論じたいのである。そして筆者は，「治療の成否」こそ仮説の検証にあたるものと考えている。

　もちろん筆者は，精神疾患の多くが難治であることを承知しているつもりであり，したがってここで述べている括弧付きの「治療の成否」とは，たんに患者の病状が良くなったとか，変わらないとか，逆に悪化したとかを述べているのではない。そうではなく，治療を開始するにあたって自分が予測した治療効果が実際に治療を行った際に得られるか否か（予測した治療効果の得否）を

述べているのである。

　以上のことをより詳細に述べるために、ここで筆者[7]の考える、経験証拠/治療適応に基づく治療の流れを見てみよう（図2）。最初に診断病名があるが、このことは診断病名が治療方針の決定にあたっての最大の準拠枠である以上、当然のことである。次いで、診断病名が決定すると、仮に α, β, γ と書いた臨床的特徴パターンの検討が改めて始まる（ここに「改めて」と述べたのは、治療に先行して行われる診断において、臨床的特徴パターン→診断病名という逆の流れの中で臨床的特徴パターンの検討が既に一度行われているからである）ことになるが、ここに筆者が臨床的特徴パターンと述べるものは、例えば状態像、病期、病勢、特定の症状の存在、年齢、性別、病前性格、初回発病か否か、治療歴が有るか無いか、病識が有るか無いか、患者が治療に積極的か拒否的か、単身で居住しているか家族と同居しているか等々の、診断病名以外のあらゆる臨床情報の総体によって構成されるパターンのことであり、当然のことながらこのパターンの認識には教科書的知識もさることながら、それ以前に経験した類似症例が示説例として参照されることになる（図2には α, β, γ の3つのパターンしかあげていないが、これらのパターンをどれだけ多く持ちえているか、それが臨床医の修練の一つの目標であり、いわば'腕の見せどころ'ということになろう）。診断病名＋臨床的特徴パターンが決定すると、それは経験証拠に照らし合わせられて治療法が選択されることになる。図2にA、B、Cと書いてあるのが各々の治療法で、今これを薬物療法に限定して考えるが、A、B、Cは決して単一の薬剤を意味したものではな

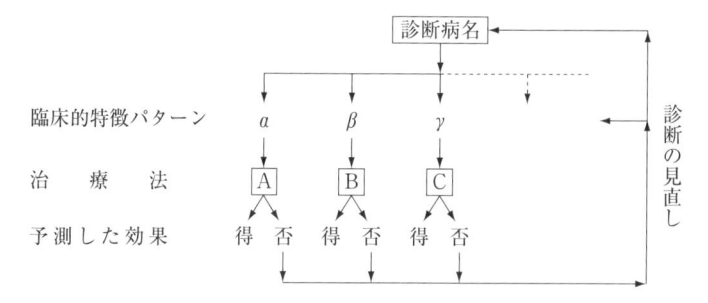

図2　経験証拠/治療適応による治療の図式化
（文献7より一部改変して引用）

1）治療法A，B，C……の選択は診断病名＋臨床的特徴パターン（α，β，γ……）を経験証拠に照らし合わせて決定する：経験証拠に基づく治療適応
2）各々の治療法の効果は個々の症例ごとに予測した期間内に予測した効果が得られたか否かで判定する
3）診断の見直し（診断病名，臨床的特徴パターン）は治療法A，B，C……の各々において，予測した効果が得られていない（否）と判定した場合に，そのつど行う

く，例えば統合失調症患者にその治療の当初よりchlorpromazineとhaloperidolを組み合わせて処方する，あるいは薬物療法に恐れを抱き，拒否的となっている統合失調症患者には初回は睡眠導入剤のみを処方し，薬物療法一般に対する不安を減らした後に抗精神病薬を処方し始めるというような方法は筆者が折々取る治療戦略であるが，こうしたものの一々が各々の治療法A，B，Cということになろう。こうして治療法が選択されて当該の患者に適用されることになるが，それでは治療効果の判定はどのようにして行われているのであろうか。簡略に言うと，筆者はその判定は個々の症例ごとに予測した期間内に予測した効果が得られたか否

かで行われていると考えているが,なにゆえにこういう効果判定方法をとっているのかといえば,ある治療法を適用し,それが効果を有する場合,同一の診断病名が与えられる症例であっても臨床的特徴パターンごとに,また1症例の中にあっては症状ごとに予測される効果の発現時期が異なるからであり,またその予測される効果も必ずしも有効−無効という絶対的な基準のもとでの有効を目標とするものではなく,いくばくかの改善でも得られれば良しとせざるをえないほどの難治例も多々あるからである。以上述べたように,治療効果の判定は個々の症例ごとに予測した期間内に予測した効果が得られたか否かで行われるが,予測した効果が得られたと判定されればその治療法は継続され,得られなかったと判定されれば診断の見直しが行われることになる。この場合,診断の見直しには当初の診断病名のもとでの臨床的特徴パターンの見直しとそもそもの診断病名の見直しとの2種があり,そしてこの見直しのもとに,例えば診断病名には間違いがなく,臨床的特徴パターンが a ではなく $β$ であったと訂正されれば,治療法Bが改めて選択されることになる。

　以上,やや堅苦しく「治療の成否」(予測した治療効果の得否)が臨床診断という仮説の検証にあたることを述べたが,より具体的に述べるならば,例えばある患者を幻覚や妄想を伴う緊張病性興奮状態であり,統合失調症であると診断した場合には,筆者は比較的大量の抗精神病薬の投与によって興奮の鎮静は1週間内外に,また幻覚や妄想の消褪は10日前後に始まり,遅くとも1ヵ月内にほぼ終了すると予測するが,実際の経過がこの予測をはずれないかぎり,診断を再検討することはまずない(もちろん,

治療反応以外の新たな情報が得られた場合はこのかぎりではない)。また別の例でいえば，境界性人格障害と診断した場合には薬物療法はたぶん効果がないと予測し，長期間の精神療法的関与を要することを覚悟する。この場合は，前の例と違って薬物療法が有効であれば，逆に境界性人格障害との診断を疑うぐらいである。このように，治療反応が当初の予測に沿って生じているか否かは，たえず治療前の診断へとフィードバックされ，その妥当性の検討に生かされるのであり，またそうしなければならないと考える。このためには，治療者は各々の疾患に対する個々の治療法の効果とその発現過程についての知識を十分に知悉しておかなければならないし，また自身のこれまでの治療経験を十分に整理して記憶に留めておかなければならない。それがあって初めて，「治療の成否」が診断の当否を裏打ちすることができるのである。

精神科雑感 1

疑診のすすめ

　初診患者の診察を終えてカルテに診断名を記すとき，その頭に，あるいは尻に「疑診」「V.a.」「suspected」などと付ける機会が多い。ことに最近はその傾向が強い。付けない場合は「確定診断」という意味なのであるが，改めて考えてみるに他科と違って疾患に特有な検査所見がほとんどなく，また病理生検もない精神科においては，疾患診断を確定する客観的根拠はないのであり，確定診断といい疑診といっても，それは当該の患者に自分が与えた診断名がどれくらい確からしいか，その蓋然性の程度に対する主観的な思いを反映しているにすぎないことに気づかされる。小生の臨床において，最近になって疑診が多くなってきたのは，一つには患者の示す病像が以前に比して定型的でないことも与っていよう。今一つは経験を積むことによる自信のなさ（異なことと思われるかもしれないが，確定的と思っていた診断が予想外の経過によって覆される，すなわち誤診の経験が年を経るごとに累積してくるからである）のストレートな反映として診断に慎重にならざるをえないのであるが，ただしこれには自戒して疑診としている部分もある。というのは，確定診断としてしまうとどこか安心感が出てきて，その後の治療経過のなかで診断の見直しをすべき情報が得られた場合でも，それをなおざりにしてしまう気がするからであり，疑診としておくとそのなおざりの部分がいくぶんかは減るように思えるからである。疑診とは，譬えれば野球の守備において野手がボールが飛んでくるのは多分ここであろうと予想してある位置を守りながら，コースを外れる場合も考えて踵を上げて瞬時に右にも左にも，前にも後ろにも飛び出せるようにしているようなものであろうか。

　以上，結論としては「疑診のすすめ」とでもいうべき雑文を書いたが，これはあくまでも診断の確定を求める姿勢を前提として初めて'生きてくる'ものであって，蛇足ながら付言しておく。（2002.9）

精神科雑感 2

「心の病」に物申す

　最近小生が苦々しく思っている言葉の一つに「心の病」がある。誰が言い出したか知らないが，その'こころ'は精神疾患をマイルドに表現して啓蒙に与かろうとしたものであろう。確かにその意図は一部においては成功し，世間の人々が精神疾患をあまり抵抗なく「心の病」として語るのを耳にする機会も増えてきた。しかし，長い目で見た場合，この言葉の功罪はいかがなものかと思う。

　小生がそう思う理由であるが，第1にその言葉は精神疾患の全体を正しくは表現していない。というのは，広く心因性と呼ばれる疾患はこの「心の病」と呼んでよかろうが，外因性疾患はもちろんのこと，統合失調症や躁うつ病などの内因性疾患も現今の知識に照らし合わせれば「脳の病」であり，脳とて身体を構成する一臓器である以上，つまるところそれは「身の病」であるからである。

　第2には精神疾患を「心の病」という認識でとらえることによって生じる，原因や予防に関する誤った理解である。神戸の児童連続殺傷事件に端を発して，改めて家庭での躾や学校での教育のあり方にマスコミから批判が向けられたが，「文芸春秋」誌上である教師が少年Aをいみじくも「学校の枠に納まる存在ではない」と反論したように，精神疾患の原因や予防を「心の病」という認識に基づいて躾や教育に求める議論はいたずらに空を切るばかりである。

　第3には「心の病」という言葉によって，精神科の患者はまたしても「身の病」の患者から区別されてしまっている。「統合失調症は脳病であって，脳が精神機能を担っているだけに脳病になれば精神症状が出てくる。これは，腎臓が排泄器官ゆえに腎臓病になれば老廃物が蓄積して尿毒症になるのとなんら変わるところはないでしょう。臓器病という観点から見れば，障害されるのが脳と腎臓との違いにすぎないのに，統合失調症は疎まれ，腎臓病は同情されるというのはおかしいと思いませんか」とは小生が一般向けのメンタルヘルス・セミナーでいつも言うことであるが，マイルドに言ったつもりの「心の病」という言葉も，精神科の患者をまたしても差別しかねないのである。（1998.8）

第 2 章

精神科臨床診断のための基礎情報

　いずれの科においても同様であろうが，精神科においても初診の主眼はもっぱら診断にあると思われる。筆者の理解するところ，主訴，現病歴，家族歴，既往歴，生活史などの情報もただ型通りに'尋ねて終わり'というものではなく，少なくとも初診においては一途に診断という目的に向けて収集されるべきものであり，かつ診断という目的に沿ってカルテに記載されるべきものである。以下，外来初診時に限定して，聴取すべき必要最低限の情報の収集と記載の留意点を述べてみる[8]。

　ポリクリ実習の医学生や予診を取るスーパーローテーターを指導していていつも思うことは，精神科の初学者は精神科面接において，「どのように〈how〉尋ねるか」に心を砕き／戸惑い，「何を〈what〉問うか」が疎かになっていることである。筆者の思うところでは，〈what〉を遺漏なく行うことが精神科面接の基本であって，〈how〉は二の次，advanced course に属することである。本章で述べることはその what であり，how は第3章で述べる。

　なお，情報収集の順序，流れについては，次のⅡ〜Ⅵのうち，筆者はまずⅡ→Ⅲと取り，その後，Ⅳ，Ⅴ，Ⅵを順不同に取っている。ただし，これはあくまでも原則であって，Ⅲの現病歴の聴取の段階で，患者の話が例えばⅣの家族歴，あるいはⅤの既往

歴, あるいはⅥの生活史に及んだり, あるいはそれらを先に取っておいた方が理解がより容易になると考えれば, いったん現病歴の聴取を中断して, それらを先に尋ねるようにしている。

Ⅰ. 年齢, 性別, 職業

　一般に年齢や性別は心的体験の把握において基本的なオリエンテーションを与えるものであり, また精神疾患の中には好発年齢帯や性差があるものもあり, したがってそれらは診断に際しての重要な情報であるが, 受付からカルテがまわってきた段階で既に記載されているのが通常である。他の科とは違って重要なのは職業であり, いきなり, それも詳しく尋ねすぎるのは後の診療に支障をきたすが, 面接のできるだけ早い時期に機をとらえて簡単に尋ねておくのがよい（筆者の所属する東大病院精神科では, 筆者の入局時に既に初診の患者に記載してもらう詳しい「相談表」があり, そこには「職業欄」があったが, 最近それが簡略化された際に「職業欄」がなくなった。そして, なくなって初めて筆者は, 面接の導入に少し難渋することを覚えた）。その「職業」とは例えば「会社員」「自営業」「大学生」「主婦」などの程度のことでいいのであるが, おおよその社会的立場（社会の中で拠って立つ場）を知っておくと後の面接がスムースに流れ, またそれは第3章で述べる表出 Ausdruck の評価にとっても重要であるからである（例えば, 身のこなし, 言葉遣いの評価など）。

Ⅱ. 主訴と受診動機（患者）and／or 来院理由（同伴者）

1.〈主訴〉と〈受診動機〉は別のものである

「今日はどういうことでお出でになりましたか」で始まる面接において，その質問に患者本人が答えたものがここで述べる主訴ならびに受診動機である。ここに主訴とは主たる「訴え Klage, complaint」とあるように，患者が最も苦衷としている自覚的訴え（症状）であり，一方受診動機とは何ゆえに受診を（時には「他ならぬ当院に，あるいは私に」という修飾句が付く）決意したのかという，その理由である。多くの場合，明言はしなくとも「苦衷（主訴）を，取ってほしい（受診動機）」というのが患者の応答であり，ここにおいては主訴と受診動機は一体のもの，ないしひとつながりのものであるが，時としてこの両者を明確に別のものとして認識しておくことが必要となる。このことの最もわかりやすい範例は最近になって盛んになった，セカンドオピニオンを求めての来院であって，主訴は主訴としてあっても，それを取ってほしい，治してほしいというのではなく，現在かかっている医師の診断ないし治療の当否を尋ねるということが受診動機となっている場合である。しかし，こうしたこと以前から精神科臨床においては主訴と受診動機とを区別しておく必要がある事態がある。例を挙げるならば，それは病識を欠いた患者の存在であって，幻覚妄想状態にある患者が主訴がまったくないままに，あるいはせいぜい「眠れない」という些細な訴えのもとに，親や配偶者，時には職場の強い要請に渋々従うという形で来院する場合

で，ここでは主訴と受診動機は乖離しているのである。また，病識を有する場合でも，主訴はすでに数年前からあるのに，何ゆえに今，この時期になって来院したのか，そこに主訴に直結するものではない受診動機が存在する場合もある。こうして見ると，我々治療者には主訴と受診動機を別のものとして区別しておく姿勢が必要となる。というのは，（順序を入れ替えて述べるが）受診動機は患者との診療契約にかかわることであり，主訴は診療契約が成立した上で患者と共有する治療目的にかかわることであるからである。殊に前者，すなわち受診動機を明確にし，それに応じた診療契約を結んでおくことは（病識を欠いた患者の場合には，それは治療当初は往々「偽りの契約」とならざるをえないが），診療を継続するにあたって重要なことと思える。

2. 同伴者がいる場合には，患者とは別個に〈来院理由〉を尋ねる

以前に比べると，自発的かつ単身で受診する患者が増えたとはいえ，精神科においてはなお家族等の同伴者がいる場合が多い。この際には患者とは別個に，患者の診察に同伴した訳，すなわち同伴者の来院理由を尋ねておくのがよい。というのは，精神科にあっては，一つには患者に病識がない状態，例えば幻覚妄想状態や意識変容状態などが往々あるからであり，二つには患者が病識を有している場合でも，例えば家庭内暴力のごとく，同一の事態に対して患者と同伴者の評価が異なり，患者の主訴ないし受診動機と同伴者の来院理由に食い違いがあることがあるからである。

同伴者の来院理由の聴取にあたって今筆者は「別個に」と述べたが，激しい精神運動性興奮・昏迷や意識障害がある場合は別と

して，一般的にはあくまでも患者の主訴ないし受診動機，およびそれに続く現病歴等の聴取が先であり，同伴者の来院理由はその後において初めて尋ねられるものであって，この原則は決してゆるがせにしてはならない。その理由であるが，一つには病識がなく周囲の強い勧めで渋々受診した患者であっても，受診する以上は自己に生じたなんらかの変化（例えば不眠）は自覚しており，それを治してほしいという潜在的な受診動機があるとみなすべきであって，それを聴かずして同伴者から先に話を聞くと，そのこと自体がすぐさまに患者の中に治療者に対する不信感を生み出し，ために患者との間で診療契約が結べなくなることが往々生じるからであり（このことは上述の患者の主訴ないし受診動機と同伴者の来院理由に対立がある場合には必発である），二つには患者に接する我々の中に，もっぱら外的な行動異常を問題視し，たぶんに素人的な解釈の入った「同伴者の眼（観察）」というバイアスがかかってしまい，いわば「眼が曇ってしまう」ないし「眼が歪んでしまう」からである。

　なお，同伴者の来院理由を尋ねるにあたっては筆者は次のような方法を取っている。患者の面接に先立って同伴者が面接を求めてくる場合も多いが，先の原則に則ってそれは断ることにしている。面接室への入室は患者と同伴者とで同時に行うが，その際には患者との面接に同伴者が同席することの可否を患者に尋ね，許可が得られればそのまま面接を行い，許可が得られなければ同伴者には待合室に退いてもらうよう求め，まずは患者だけとの面接を行う。前者の場合には，患者との面接を終えたのちに，患者同席のまま同伴者の来院理由を尋ねるが，患者との面接の段階で同

伴者が患者とは別個に治療者と面接したがっているふうが認められる時には（通常は患者の後方に控えているが，患者よりも前方に座っていたり横並びの際には後方にさがらせる。それは，面接の主役はあくまでも患者であることを患者自身に知らしめる効果があるとともに，後方にいる同伴者が身振りでもって患者の応答内容を否定するなど，同伴者と別個に面接をした方がいいかどうかの判断材料を患者に知られることなく示し易いからである）患者に待合室に退いてもらい，同伴者とだけ面接を行う。後者の場合には患者との面接を終えたのちに，'今度は'という格好で患者を待合室へ退かせ，入れ替わって同伴者に入室してもらってその来院理由を尋ねることにしている。もちろん，いずれの場合でも治療者と同伴者単独での面接を患者が拒否する場合にはこれを行わない。

なお，患者は来院せずに家族のみが相談にきた場合には，家族の来院理由を聴き，家族からみた病歴を詳しく聴取しておくが，後日患者が来院した際には家族から得た情報はいったん「棚上げ」して，改めて患者を中心とした上述の面接を行う。

3. 〈主訴〉，〈受診動機〉は患者の生の言葉で陳述通りに記載する

患者の主訴ならびに受診動機は，一語一句，患者の陳述通りに記載しておくことが重要であり，例えば「自分のあそこから名状しがたい臭いが出ていて，電車で乗り合わせた人が咳払いをする」と患者が話すならばその通りに記しておくべきであって，それを「体臭（ないし性器）の悩み」と要約したり，ましてや「自己臭恐怖」などと術語を用いて記載するのは厳禁である。という

のは，治療は一方では患者に対する我々の診立てを軸に展開していくのであるが，他方では患者が何を苦衷とし（主訴），何を求めて受診したのか（受診動機）を具体的な生の言葉（それは時には独特の表現をもってなされることがある）で知り合意しておくことが，初診以後において患者と対話し，治療関係を維持し，治療の進展を測っていく上で欠いてはならないことであるからである（「君が最初に病院に来た時に言っていた，あの『○○』〈患者が自発的に用いた文言〉は今どうなっている？」とは，筆者がよく尋ねる科白である）。

Ⅲ．現病歴

ここでは3つの留意点について述べる。

1. 現病歴をいつの時点から書き始めるかは治療者の判断に属する

語られた「病歴」の中のいつの時点から現病歴を書き始めるかは，患者がいかに述べようとも，もっぱら我々治療者の判断に属する事柄である。学生のポリクリを指導していると，時に患者の言うがまま解釈するがままに，主訴から想定される現在の疾患とは直接は関係がないと思われる，発病に先行した諸々のエピソードまで記した現病歴を見かけることがあるが，現在の疾患が発したと考えられる時点を特定して，そこから記載を始めることは，例えば各々の疾患には好発年齢帯があり，あるいはまた発病状況というものがあるのであって，したがっていつにかかって診断にかかわることであるからである。

2. 時間を追って記載し，時期の特定とともにその折の患者の年齢や社会的立場も明らかにしておく

　現病歴は当然のことながら時間を追って記載するが，その際エピソードごとにその発現時期をできるだけ詳しく特定するように努めるべきである。ここに，その時期は特定度によって①年，②年・季節，③年・月，④年・月・日，⑤年・月・日・時間などがあるが，その特定が重要なのは症状ごとに，あるいは疾患ごとにおおよそそれらの時期特定度があるからであり（例えば，緊張病性興奮の発現は年・月・日・時間，少なくとも年・月・日の範囲で特定可能であり，逆に破瓜型統合失調症における情意減弱の始まりはせいぜい年・季節，下手をすると年の単位でしか特定できない），そのことが鑑別診断に有用であるからである。併せてその折の患者年齢と社会的立場（職業や学年など）も把握しておくことが重要である（例：「2005年〈平成17年〉12月〈18歳，高3〉頃より……」）。というのは，記載されたなんらかのエピソードを理解する上で，何歳の時で，どのような社会的立場においてのことであったのかということを知っておくことは，時には診断に大きくかかわってくることがあるからである（上記の例では，患者が大学に進学した人であれば，大学受験期であったことがわかるし，例えば家族歴において母親の死亡が2005年11月と判明していれば，母死亡後間もなくの時期であったということで診断にもかかわってくる）。悪しき例として，例えば「2年前から」などと記した病歴があるが，病歴を記した現時点においてはその暦年や年齢，あるいは社会的立場がすぐにわかるものの，一般に精神疾患は慢性のことが多く，したがって長い経過の後には一々現

病歴が記載された年月日から計算しなおさないとそれらが判明しなくなるという不便が生じてくる。長い病歴のある人を受け持って，発病時の状況を知ろうとして古いカルテを取り寄せても，こういう記載のカルテに出会って苦労することも一再ならずあることである。

3. 患者ならびに同伴者の陳述を生かし，術語は用いずに記載する

現病歴は，もちろん治療者が患者ならびに同伴者の陳述を聞いて要領よく（要領よくではあっても，要約ではない！）まとめるものであるが，まとめるにあたって患者ならびに同伴者の生の陳述をできるだけ生かして記載するよう努めるのが肝要である。事実とは異なると考えられる陳述（例えば病的体験）や患者独特の表現や言い回しにはカギ括弧を付し，その後に陳述者を明示し（例：「……」（患者）：但し，単身来院の場合には不要)，また自発的ではなく当方の質問に患者が答えて得られた陳述もそれとわかるように記載する（例：「（……？）……」：質問に答えての患者の陳述，ことに「はい」「いいえ」の応答は一般にその価値は乏しいと考えられる)。なお，長い病歴を有する患者の古い時点での病歴を除いては，「幻聴」とか「幻覚妄想状態」などの術語は用いないのが原則である。

以上，「陳述を生かし，術語は用いず」に記載するのは，主訴と同様に患者の生の体験を知っておくためであるが，併せて診断の再検討（自ら，あるいは症例検討会等も含め他人によるものも）のためでもある。体験の具体的陳述が残っていればいつでも再検討できるが，例えば一言「幻聴」と記載してしまえば，はた

して幻聴と見做してよかったものか否かも検討のしようがなくなってしまう。

　上記Ⅰ，Ⅱ，Ⅲで述べたことを具体的に示すために，以下に記載の実際例を掲げることにする（本症例は筆者が「緊迫困惑気分／居住まいを正させる緊迫感―初期分裂病治療の標的について」論文[2]を書く契機となった初期統合失調症の患者であり，その当時研修医であった朝長章子氏＜現 JR 東京総合病院精神神経科＞が予診を取られたもので，氏の予診記録をほぼそのままに掲載する）。なお，本症例に対して筆者が記した現在症のまとめは第 3 章に呈示する。

【記載の実際例】
<u>20歳，女性，女子大生</u>
〔主訴〕自分がここにいる気がしない。後頭部がボーっとする。
〔受診動機〕大きな病院がいいと思ったから。
〔現病歴〕（元来健康であり，それほど活発ではなく，どちらかというと家の中で遊ぶのが多かったが，学校生活，友人関係等の適応に特に問題はなく，成績も中の上であった）

　X 年（平成 Y 年）頃〈実際は実暦年〉（17歳，高 2）より，1 日中気がつくと頭の中でCMソング等の音楽がたえず鳴り続けるようになった（音は現実音のようにはっきりとしている）。また，気がつくと別のことを考えていたり，雑念が湧いてきて，TVを見ていても「頭の中がよそにいく」ような感じになった。雑念の内容は過去の記憶であったり，「自分で作ったもの」であったりと様々であり，必ずしも印象的に記憶されているような事柄にかぎらず，何気ない日常的な場面も想起される（例：幼稚園の頃，砂場でスコップで砂を掘って遊んでいた時，前の人に砂がかかって謝ろうと思ったけど，恥

ずかしくて謝れなかったこと)。想起される場面は視覚的で,動きや色を伴うありありとした映像として知覚されるが,現実の風景に重なって見えることはない。また,そういう時につい思い出し笑いをしてしまうこともあったという。「自分で作ったもの」の場合も同様で,その中に自分が登場する。また,ほかにも他人の話を聞いている時,一度頭の中で相手の言ったことを反芻しないと理解できないことや,一つの物を注視しようとすると周りの物も見えて視線が動くことなども出現してきた。

X+2年(平成Y+2年)夏(19歳,予備校1年目)のある日突然,気がつくと後頭部の「喉の上の部分」(頭の内部のかなり広い範囲)が「ガンガン」し始め,1日中絶えず続くようになった。痛みはないが拍動性である。それが1～2ヵ月後には「ボーっとした感じ」に徐々に変化し,「神経が腫れている」ような感じがするようになった。その頃,ノイローゼに関する本を読み,離人症の記述に「自分がここにいる気がしない」とあるのを読んで「これだ!」と感じた。つまり,「頭の中がボーっとする」感じと「自分がここにいる気がしない」感じはまったく同質だと感じている。

X+2年(平成Y+2年)秋頃よりは,食生活は変わらないのに「空腹感がなくなった」ように感じ始めた。実際には食事自体はおいしいと感じ,殆ど残さずに食べている。また音楽を聞いていても楽しめるが,その世界に入っていけないという感じが出現した。「睡眠のリズムの乱れ」も自覚し始め,朝まで眠れない日が何日も続くことがあった。年末よりは煙草がまずく感じられ,それまで20本/日だったのが10本/日に減った。

X+3年(平成Y+3年)1月(19歳)に「頭がボーっとした感じの持続」を主訴にA〈実際は実名〉病院精神科を受診し,2週間に1度の割合で通院し,服薬(内容不明,2種類,精神安定剤と説明があった)し続けたが,まったく症状は変わらなかった。病状についてはまったく説明がなく,主治医がなんとなく気に入らなかったので,3月に自分から通院を中止した。

X+3年(平成Y+3年)6月(20歳:予備校2年目)にB〈実

際は実名〉大学病院精神科を受診し，同内容の投薬を受け，2週間の1度通院したが，ここでも特に説明なく，変化もしなかったので7月に通院をやめた。

　頭がボーっとした感じは相変わらず続き，じっとしていられないほどではないが，苦痛や違和感を感じるので治したいという意思があり，X＋3年（平成Y＋3年）9月20日当院外来を受診した。なお，現在は二浪中であるが，予備校生活や受験勉強には支障を来しているとは感じていず，成績もまあまあのところを維持している。

Ⅳ. 家 族 歴

　家族歴で記すべきは，①家族図，②精神疾患の遺伝負因，③同居関係の3点である。①家族図では筆者は通常，同胞，親，子供に関しては，その年齢や職業（学生の場合は学年），婚姻の有無などを最低限書き込むようにしている（祖父母や孫については必要に応じて記載している）。②精神疾患の遺伝負因に関しては「どなたか血縁者で精神科にかかったことのある人はおいでですか」と尋ねるが，精神疾患のみならず自殺者や行方不明者がいればそれも記載する。ただし，後者の自殺者や行方不明者については殊更に尋ねるものではない。この遺伝負因の有無は時に診断決定において極めて重要となるものであり，家族内集積性が高い疾患，例えば躁うつ病が疑われても家系内に同病の人がいない場合には筆者は診断保留とするのが常である。③同居関係とは患者が誰と一緒に暮らしているかであって，家族図中に同居者を点線で囲んで記す。この同居関係を記すのは，場合によってはそのことでおおよその家族内力動を推測することが可能であるからである

が，当然同居してしかるべき家族成員が別居している場合には一応その理由を尋ねておくとよい。以上のすべてを含んだ一つの家族図を例として掲げておく（図3）。

V. 既 往 歴

　他の科とさほど異なるものではないが，脳損傷をきたすような事故や疾患の既往があるならば詳しく記載し，当該の疾患ですでに他院に，あるいは他の疾患で他科に受診している場合には診断病名とともにその処方内容を確認しておく（ことに精神症状を惹起する可能性のある薬物，例えばステロイドやインターフェロンの服用の有無）。またアルコール飲用歴も聴取しておく。

VI. 生 活 史

　生活史の聴取は家族歴や既往歴と同様に面接の最後の方で行うのが通例である。よって，それ以前に行われた主訴や現病歴からおおよその疾患診断が推定されており，その推定される疾患によって生活史の聴取の粗密が決定される。例えば，人格障害圏や神経症圏の場合には生活史の聴取は詳細に行う必要があり（もっとも現病歴の聴取の段階で，現病歴と入り交じった形で生活史が語られていることが多い），逆に外因性の疾患が疑われている場合には簡略に済ますことができよう（後に外因性疾患が否定されて改めて生活史を詳細にとりなおさなければならないこともあるにはあるが）。以上のことは，生活史といえども，初診の場でのそ

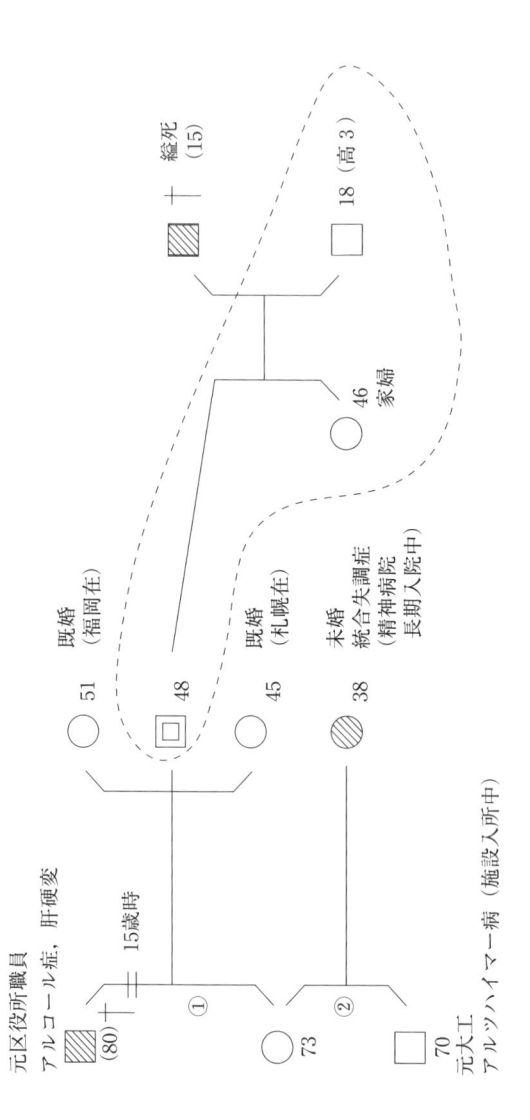

図3 家族図の1例（文献8より一部改変して引用）

患者は□（男性）または○（女性）で示す。▨あるいは◉と斜線を入れてあるのは精神疾患ないし自殺・行方不明の血縁者である。母の婚姻関係に①、②と番号を付したのは、①が初婚、②が再婚を示す。実父母の離婚はその関係を断ち切る二重線（＝）で示すが、その方に寄せてその二重線を記しておく。患者の実父母の離婚時には、父母の離婚後、患者が母に引き取られたことを示す。その際、父母離婚時の患者年齢を記しておく。実父ならびに長男が死亡しているが、実父を含んで同居している家族を点線で囲む。死亡時年齢は（　）に入れて示す。

の聴取は一途に診断のためのものであるからであって，生活史そのものを知ることが目的ではないからである。

　ただし，最低限最終学校歴（おおよその病前の知能を知ることができる。学校名のみからは判定しようがない時には公立小・中学校での成績をさりげなく聞く。ただし，いわゆる「学歴」を問題視していると誤解されないよう配慮を要する），および職歴（詳しい会社名等は不要。重要なのは職を転々としているのか，その場合は最長期間どれぐらい勤めたのかなどで，社会適応の有無を推し量ることができる）は記しておくのがよい。

　以上，筆者が行っている外来初診時の病歴の聴取ならびにカルテ記載の仕方を示した。振り返ってみて，精神科臨床においては他の科と比べて格段に重要な，こうした基礎的情報の収集と記載の仕方を研修医の頃に教えられた覚えがないように思う。それだけに，ここに記したことは長年の臨床経験から筆者自身が編み出したことも多く，それだけに独断もあろうが，一参考例にはなろうと思う。

精神科雑感 3

万年筆が臨床眼を鈍くする!?

　カルテを書く筆記具として，小生は長年ボールペンを愛用し，いろいろ試したあげく，ここ数年は Bic 製，黒赤 2 色，太字，150 円の安ボールペンに落ち着いていた。が，最近になって黒インクの万年筆に変えた。きっかけは，外来カルテ庫に入り込んで古いカルテを調べる機会があった折に，昭和 50 年代にボールペンで書いた自分のカルテの文字は薄れ，また油が染みて読みづらかったのに対し，カルテを万年筆で書く習慣のあった時代に諸先輩の書かれた文字はいまだ黒々として読みやすかったからである。加えて，その記載ぶりにも感銘をうけたが，諸先輩のカルテは文字も綺麗で，また記述もすこぶる整然としており，常日頃 'カルテは雑記帳ではない!' と研修医を叱っている小生自身が恐縮（文字どおり '恐れ縮む'）せざるをえないほどのものであった―今の患者受持制と違って再来も曜日当番制であったので，判読不能の汚い文字，意味不明の記述なぞは咎めだてられていたのか？

　少し慣れてきたとはいえ，万年筆で書いた自分のカルテには今一つ釈然としないものがある。万年筆の特質か，それともその使い方が下手なのか，まだまだ書くスピードがのろく，ボールペンで書いていたときの，頭と手とペン先の一体感・躍動感，頭の中ではいまだ漠然とした考えであっても，ペン先がそれを鮮明にし，固定化してくれる，あの「いい感じ」がまだ出てこないのである。出てこないどころか，頭の中で考えていたこととどうも違うこと，嘘いつわりを書いているような気がしてならず，カルテを書き終えることで得られる，精神科医にとっては数少ない 'その日の充足感' が得られないのである。先輩の整然としたカルテを見たショックも尾を引いていて，何十年後かにこのカルテを引っ張り出して調べる後輩もいるやもしれずという思いも，いささか小生の制縛性を刺激しているのかもしれない。少なくとも初診時にはじっくりとカルテを書くことを通してその患者に対する認識を鮮明化してきたつもりである小生としては，やや大仰ながら，'万年筆が臨床眼を鈍くする!?' かもしれないと危惧している。(1999.9)

精神科雑感 4

若くして癌で逝った，ある患者との別れ

「がん医療における精神医学の実践」というテーマと直接に関係するものではないが，このテーマに接して，心に浮かんだ思い出ばなしを一つ。

それははるか 17 年前のことで，精神科医になってやっと 3 年が過ぎようとしていた春のことであった。研修医になりたての頃から 3 年近く診ていた 19 歳の男の子（診断は「初期統合失調症」であった）がある日の外来の帰り際，「先生，こんなもんが出来たんですけど」といって頸部の腫れ物を見せてくれた。'どれどれ' という調子で触ってみたら，それは 'Krebs（蟹）と言うのもさもありなん' と思われるほどの石様硬であり，さっそく外科へ紹介したが，診断は未分化癌の頸部リンパ節転移であった。その後，治療は近くでということで在住する県の癌センターに入院して，また精神科の治療はそれどころではないということで途切れてしまっていたが，その半年後に「一応退院しましたので」ということで母親ともども挨拶にやってきた。化学療法の影響か頭髪は抜け，顔も少しむくんでおり，少し淋しげながら，それでも穏やかな笑顔を見せて帰っていった。亡くなったのを聞いたのは，さらにその半年後であっただろうか。

生きていれば，もう 30 歳代後半の壮年期に入っていようか。「退院しましたので」とやってきたのは，医師―患者という関係ながらも付き合いのあった小生への，たぶん余命いくばくもないと知っての別れの挨拶であったのであろう。それまでに見せることのなかった穏やかな笑顔が小生をしてそう感じさせたのであるが，小生もまだ若く多感で，高 2 以来見知っている患者を弟分ぐらいに親しく思う年頃であっただけに，言葉につまって何も言えずじまいに終わってしまった。小生にとって忘れられない患者の一人であるが，腫瘍の硬さと笑顔の穏やかさが今も小生の手のひらと脳裏とに残っている。(1995.8)

第 3 章
精神科臨床診断の要としての状態像診断

　精神科臨床診断の要は状態像の特定（状態像診断）にあること，そしてその状態像診断の方法を述べ，最後に状態像記載の実際例を掲げることにする。

　第2章において，筆者は病歴の聴取について述べたが，それは「何を〈what〉問うか」を論じたものであった。本章で述べることは，その〈what〉，ことに現病歴を問う際に「どのように〈how〉尋ねるか」を論じるものである。

I．精神科臨床診断の要は状態像の特定にある

1．精神医学的診断面接

　精神科といえども一般内科学的診察や神経学的診察を要することはあるが，それらはあくまでも疾患（殊に，いわゆる外因性精神障害）の成因の特定のためであって，こと精神症候自体の把握の方法は精神医学的面接 psychiatric interview（以後，たんに「面接」と呼ぶ）に尽きるものである。ここに面接とは，その言葉から一般に想定されるような，穏やかな雰囲気の中で行われる質疑応答だけでなく，激しい精神運動性興奮にある患者の断片的な叫びや，無言無動の昏迷にある患者が呼び掛けに応じて示す僅かな身じろぎしか得られない場合も含む，治療者が患者と相対する

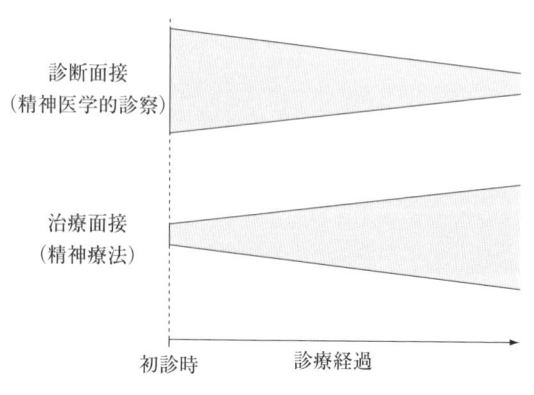

図4　診療経過による診断面接と治療面接の比重

状況の一切を指している。面接は概念的には大きく診断面接（精神医学的診察）と治療面接（精神療法）に分けられる。ただ臨床の実際にあってはこの両者は画然と分けられるものではなく，たえず両者はないまぜになったものであるが，初診とその後の診療経過に沿ってその比重を示すと図4のごとくとなる。

　さて，本節では診断面接（精神医学的診察）の手順を述べることにするが，その特殊性を明示するためには身体科一般の診察の手順と比較してみるのがわかりやすいであろう。図5に身体科一般と精神科の診察手順を対比して示したが（ここにおいては家族歴，既往歴，生活史の聴取は省略する），身体科一般においては主訴に続いて現病歴が，すなわち患者の自覚的訴えである症状が聴取され，最後に他覚的所見である徴候（理学的所見）を見い出すべく，通常は症状に焦点を絞った身体診察が行われる。精神科においても主訴，続いて現病歴という手順を踏んでいくことは身

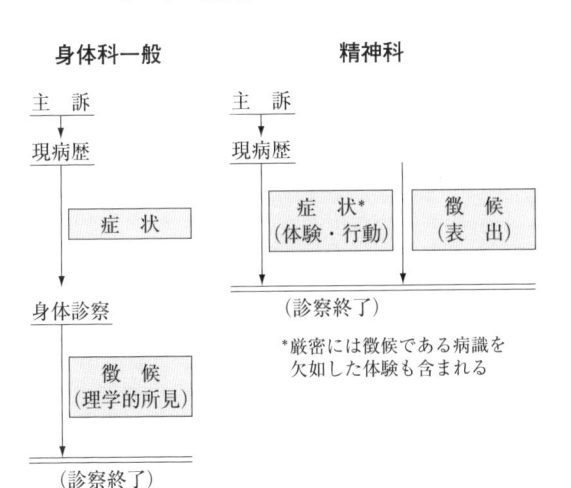

```
    身体科一般              精神科

    主 訴                 主 訴
     ↓                    ↓
    現病歴                 現病歴
     ↓            ┌────────┐  ┌────────┐
  ┌──────┐        │ 症 状*  │  │ 徴 候  │
  │ 症 状 │        │(体験・行動)│  │(表出)  │
  └──────┘        └────────┘  └────────┘
     ↓                ↓          ↓
    身体診察          (診察終了)
     ↓
  ┌──────┐         *厳密には徴候である病識を
  │ 徴 候 │          欠如した体験も含まれる
  │(理学的所見)│
  └──────┘
     ↓
    (診察終了)
```

図5 身体科一般と精神科の診察手順の違い

体科一般となんら変わりはないのであるが，じつは精神科においては診察はこの段階でもはや終了してしまうのである。となると，精神科では症状（この場合の「症状」には，厳密には徴候である真正幻覚や妄想など病識を欠如した体験[10]も含まれる）のみに基づいて診断を行っているのかといえばさにあらずで，現病歴（症状）の聴取の段階で併せて徴候を同時並行的に取っているのである。ここに，その徴候とは一般に表出 Ausdruck と呼ばれるものであって，客観的に見て取れる（といっても，直接的には患者と相対する治療者という第2者によって見い出されるものであるが）身だしなみや礼容，姿態や表情等々（詳しくは後述）の「表に出ずるもの」の一切である。現病歴の聴取の中心は「体験を聴く」ことにあるが，他方で「表出を観る」ことも重要であ

り，この両者を同時並行的に行うことは初学者には困難なことのように思われるかもしれない。が，これは患者からに限らず，一般に他人から悩み事の相談を受けた際に我々が取る態度そのものであって，殊更に特殊なものではないのである。ただ，精神医学的診察においては，「体験を聴く」こと，そして同時並行的に行われる「表出を観る」ことを通して，その中に「症候を読む」ことが必要なのであって，この点においてのみ，それは一般の悩み事相談とは異なるのである。

2. 状態像の概念

前項で述べたように，診断面接（精神医学的診察）においては「体験を聴く」ことと「表出を観る」ことが同時並行的に行われるのであるが，その目指すところはひとえに状態像を特定することにある。

本章の主題である「状態像 Zustandsbild」という言葉が初めて出てきたが，ここでその概念を明確に定義づけておくのが議論の筋道としては順当なところであろう。しかるに，この状態像というものは '百聞は一見に如かず' の類いのものであって，例えば緊張病性興奮状態を目の当たりにした人にとって，それはきわめて印象深く，いわば '心に焼き付けられる' ものでありながら，しかしそれを言葉に直して表現しようとすれば，いかように言葉を駆使してもなおそれをあますところなく伝えるには無理があると感じざるをえないであろう。ましてや，個々の状態像ではなく，状態像一般を定義するとなると一層の困難さがつきまとうと思われる。さりとて，状態像について何も触れずに議論を進める

こともできなかろう。よって筆者は，具体例を挙げ，それを叙述的に記すことによって，状態像のおおよその輪郭を描き出しておこう。一つの例として幻覚妄想状態を取り上げるが，それはその名称に表されたごとく幻覚と妄想の，あるいはその他いくつかの付随する症状のたんなる複合 Symptomenkomplex とは異なるものである。それは，上述の個々の症状の存在は当然のこととして，そのほかの症状も含め<u>体験のすべてが，</u>また不安げな，時に猜疑的，時に敵意を抱いた目付きや表情，硬く閉ざされたような姿態の有り様等にはじまる<u>表出のすべてが，</u>あるいは幻覚を幻覚ではなく実際の知覚として，また妄想を妄想としてではなく事実として考えるゆえに生じる<u>行動のすべてが，一塊のものとして表現される全体像</u>である。ここに状態像とは（順序を入れ替えるが）「表出，体験，行動のすべてが一塊のものとして表現される全体像」ということになるが，このようにきわめて曖昧な表現を使わざるをえないところにこそ状態像の本質が潜んでいるように思われる。

3．二段階の診断過程

　前項において診断面接（精神医学的診察）の目指すところは状態像の特定であることを述べたが，本項ではそれを含めた精神科臨床診断の流れを概観しておこう。

　図6に示したように，精神科臨床診断は二段階の診断過程を経るものである。第1段階は状態像診断であり，第2段階は疾患診断である。第1段階の状態像診断とは，現在の精神状態が例えば幻覚妄想状態であるとか抑うつ状態であるとかの判定であるが，

第1段階：状態像診断

> 状態像診断に加え，以下のことを考慮して疾患診断に至る
>
> 発病の仕方（急性，亜急性，潜勢性），その後の経過（漸次もしくは急速進行性，発作性，挿間性，相性，周期性など），遺伝負因，病前性格，知的能力，生活史，適応状況，家族内力動，アルコール・薬物歴，既住・合併症，身体的理学所見，神経学的所見，心理テスト，一般生化学的検査，脳生理学的検査（EEG, SPECT, PET），脳形態学的検査（CT, MRI）など

第2段階：疾患診断

図6　精神医学における二段階の診断過程（文献5より引用）

　それらのカテゴリーは既に名称の与えられた上記のような状態像につきるものではなく，当該患者の現在の精神状態を統合的に表現しうるものであれば何でもよいと思われる（統合できないままに状態像診断を2つも3つも併記したレポートを時折見かけるが，その本性からして状態像診断とは1つである）。第2段階の疾患診断とは，当該の状態像を示しうる疾患群の中から，発病の仕方やその後の経過，生活史，既往歴，家族歴，病前性格，身体的理学所見，種々の検査所見などを考慮して，もっとも蓋然性が高いと思われる一つの疾患を選択することである。

　このように診断過程が二段階に分けられ，状態像診断がその第1段階として置かれるのは何ゆえなのか。第1章において，筆者は臨床診断とは前向的仮説設定であると述べた。この場合の「仮説」とはとりもなおさず疾患診断名ということであるが，我々が診断名を仮説するのは一体何に拠ってかというと，これは初診患

```
状態像      イ   ロ   ハ   ニ
         /|\ /|\ /|\ /|\
        / | X | X | X | \
       /  |/ \|/ \|/ \|  \
疾 患   A   B   C   D   E   F
```

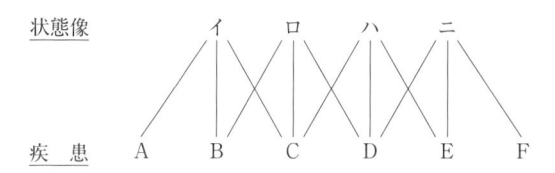

図7　状態像と疾患との対応の模式図（文献5より引用）
イという状態像を示すのは疾患A，B，Cのみであり，ニという状態像を示すのは疾患D，E，Fであるとすると，イをニと誤診すると疾患診断は遠く逸れてしまうことになる。

者に対する実際の診察状況を思い浮かべればすぐにわかることであるが，それは患者が我々の面前で示している，先にも述べた「表出，体験，行動のすべてが一塊のものとして表現される全体像」，すなわち状態像である（患者が直接的に示すものは，いうまでもなく疾患そのものではなく，また個々バラバラの症候でもなく，状態像である）。いま筆者は状態像に関して，それは患者が我々治療者に直接的に示すものであると述べたが，それが直接的であればこそ，患者の診察において我々はそれを判断の出発点とするのである。それは精神科の診察においてきわめて自然な流れと思われる。このことが状態像診断が第1段階の診断として置かれる直接的な理由であるが，我々が状態像を重視するのには今一つの理由がある。それは，精神症状の発現は個々バラバラにではなく，通例ある一定のまとまりをもった状態像として見られ，かつ個々の状態像は複数の，しかし限定された疾患でしか見られないという観察があり，ここに状態像を特定することが疾患診断に近づく第一歩であり，逆に状態像の特定において誤ると疾患診断は遠く逸れてしまう危険性があるからである（図7）。「精神科

臨床診断の要は状態像の特定にある」と筆者が述べるのは、以上のような理由によるのである。

　上記のごとく、精神科の診断過程は第1段階の状態像診断と第2段階の疾患診断とに分けられるのであるが、その修練の仕方はまったく異なるものである。先にも状態像なるものを概説して、それは '百聞は一見に如かず' と述べたが、状態像診断の修練はとにかく見るに尽きるものである。各種の状態像を、従って患者を、見て、見て、見続けて、「経験を蓄える」ことである。他方、疾患診断は知識の世界のことであって、その修練は成書や論文、症例検討会や先輩医師の教え等々、あらゆる機会をとらえて、学んで、学んで、学び続けて、「知識を増やす」ことである。この両者が揃ったところで、初めて適切な臨床診断が可能となるのである。時に、見るだけで学ばず、逆に学ぶだけで見ない（こちらの方がよほど弊害が大きい）精神科医を見かけるが、他山の石として自戒すべきである。

II. 状態像診断

　面前する患者が今現在示している状態像を特定すること、すなわち状態像診断の方法を以下に述べることにする[5]。

1. 状態像診断とは〈解析と統合に基づくパターン認知〉である

　先に状態像なるものを叙述した際に、それは「表出、体験、行動のすべてが一塊のものとして表現される全体像」と述べたが、こうした全体像の特定化はいったいいかなる方法によってなされるものであろうか。

　筆者にはその方法とは、全体を個々の要素へと分解し、それら

を個々に解析しつつ改めて全体へと統合して得られるパターン認知と思えるが，そうした〈解析と統合に基づくパターン認知〉の例として，ある多角形を正方形であると認識するプロセスを叙述してみよう。ある多角形を目にして，我々はそれが円ではないことは即座に知るところとなるが，はたしてそれがいかような多角形であるかについては，全体像としての多角形を複数の辺に分解し，しかるのちに辺の数を数え（辺は4つ），辺の長さを比較し（4つの辺がすべて同じ），隣り合う二辺が構成する角度を調べて（4つの角がすべて同じ90°），と個々の要素を解析し，最終的にそれらを統合して，その統合されたパターンを知識として知っている種々の多角形のパターンと照合し，正方形のパターンに合致していることをもって，今問題にしている多角形を正方形であると同定するのである。

さて，上記の例を参照しつつ状態像診断へと議論を進めよう。2つの問題点を指摘できるが，第1には状態像診断においては解析されるべき個々の要素とは何なのか。第2には状態像診断においては解析された個々の要素を改めて全体へと統合する際に，我々ははたしてなんらかのパターンを見てとることができるのか。

議論が後先になるが，まず第2の設問から議論に入ろう。この点に関して筆者は，以前の論稿[1]で以下のような一節を記したことがある。

　個人的なことになるが，上述のこと（注：状態像診断がパターン認知

であること）に関連して筆者の精神科医事始めを少し述べてみよう。筆者の研修は外来に限定されたものであり，一年間来る日も来る日も予診をとることであったが，今振り返ってみてありがたかったと思うのは，一年間に300例近くの患者の状態像を，すなわち異常精神状態のパターンを観察しえたことである。「このAさんの状態はかつて診たBさんによく似ているなあ。Cさんとも似ているが，この点は少し違うようだ」というような経験の蓄積が，状態像そのものはいまだ的確に表現しえずとも，それらの間の違いを感じ，見分ける能力を養ったように思える。後に筆者は，経験したパターンを言語化し，状態像診断に関する筆者個人の「抽斗」に収めて経験の定着を図り始めたが，その当初は今述べたような，嗅覚にも似たパターン認知であった。

ここに記したような経験はなにも筆者だけのものではなく，精神科医ならば皆，研修医時代に同じような体験をお持ちのことと思う。要は，意図して要素を全体へと統合しようとせずとも，状態像というものは症例を重ねるにつれて自ずとそのパターンが見えてくるものであるということを言いたいのである。これは，つまるところ異常な精神状態というものには限りがあり，またそれらがまさに'型に嵌まった'ものであるからであろう（この異常な精神状態に比すれば，いわゆる正常者の心理とはなんと千変万化に満ちたものであろうか）。

いま筆者は「状態像というものは症例を重ねるにつれて自ずとそのパターンが見えてくるものである」と述べたが，しかし，これはあくまでもパターン認知の入り口，序の口であって，これだけで満足していると状態像診断というものがただの印象診断 impression diagnosis に堕してしまうことになりかねない。それでは，そうならないためには我々は何をなすべきか。このことに

関連して,再び筆者の別の論稿[4]の一節を引用しておく。

　まだ経験が浅かったとはいえ甚だ恥ずかしいエピソードを一つ披露したい。それは,筆者が精神科医となって5年も経っていたというのに,コルサコフ症候群の診断に思い至るのに2週間も要した症例のことである。急性期を担当した某内科病院で診断未定ながら輸液に混じられ使用されていた少量の vitamin B群複合剤によってそれなりの改善を示し,病像がウエルニッケ脳症からコルサコフ精神病への移行状態にあったこと(いまだ意識障害があり,記銘力減弱はもっぱらそのせいと誤判断された),いわゆる「アル中」の患者ではなかったこと(確かにビールは飲んではいたが少量であり,もっぱら不規則・少量の食事による vitamin B_1 のそもそもの摂取不足が主因であった)などに惑わされたことが原因であったが―こう書きながらも,それが言い訳にすぎないことには赤面する思いである―,診断に到達しえなかった最大の要因は筆者がコルサコフ症候群に十分に知悉しえていなかったことであろう。〈中略〉恥をしのんで苦い経験を述べたが,筆者の言いたいことは,要はたとえどれほど珍しい症状群や状態像であろうとも,医師である以上は知っておかなければならないし,「知らなければ赤子も同然」ということである。

　知識がなければ'見えても見えず'であることを述べたが,しかし知識さえあれば状態像診断が可能かというとさにあらずで,上述の筆者の失敗も,知識自体が不十分であったことに加えて,それまでに筆者がコルサコフ症候群を診た経験がなく,知識がたんなる知識としてとどまり,いま目の前に見えている状態像と知識とが繋がらなかったことも大きかろう。知識は経験によって裏打ちされなければ,臨床的実際においては無力なのである(コルサコフ症候群の筆者2例目はたちどころに診断に到達可能であっ

た)。

　さて,状態像診断が印象診断に堕さないためには我々は何をなすべきかに答えるに,それは自らが経験した症例の状態像を1例1例ありのままに丹念に記載することを通して,知識に経験の裏打ちを与え,また経験を知識の中へと吸収していくことに尽きるであろう。筆者は一つ前の引用文の中で「後に筆者は,経験したパターンを言語化し,状態像診断に関する筆者個人の『抽斗』に収めて経験の定着を図り始めた」と書いたが,状態像を構成する要素を解析し,それらを改めて統合することを自覚して行うか否かによって,見えてくる状態像パターンの質や量(数)に違いが出てくることは確かなことである。分別可能な状態像パターンをどれだけ数多く有しえているか,それが精神科医の質を決定するものと思われる。

　ここで第1の設問に立ち返ろう。多角形のパターン認知の際に解析されるべき要素であった辺の数,辺の長さ,隣り合う二辺が構成する角度などに相当するものは,状態像診断の場合には何であろうか。いや,何にすべきであろうか。精神医学は伝統的にこれを表出,体験,行動の3者としている。以下,これらを各々,定義,解析方法,記載の仕方に分けて詳説しよう。

　①表出
　ⅰ．定義：
　文字どおり「表に出ずるもの」であり,客観的観察によって得られるものである。具体的には,礼容,身だしなみ,服装,姿態

とその変化，表情とその変化，声の大きさ・質と緩急・抑揚の有無，会話は自発的か（制止に応じるか否か）・それとも質問に答える形か（応答はすぐに戻ってくるか・それとも答え始めるまでに時間がかかるか，質問は正しく理解されているか），まとまりがあるか否か（脇道にそれるか，断片的か），話し出した後は連続的か・それとも断続的か・語尾が曖昧になるか，など．

ⅱ．解析方法：

ⅰにおいて「客観的観察」と述べたが，それには関与なしの観察（例えば，患者が一人待合室にいる場合）と関与しながらの観察（面接場面）の2つがある．筆者は初診の場合，待合室まで自ら患者を呼びにいくことを旨としているが，待合室での様子と面接場面での表出が際だって異なることもままあることであり，面接場面の観察だけであると誤診ともなりかねないことも時に経験する．後者の場合には，上記の表出ならびにその変化はたんに静態的に観察されるものではなく，それが当方と患者との二者関係（場）のもとで展開していることであることを考慮に入れなければならない．我々は患者を観察するとともに，患者と自分とが構成している面接の場あるいは状況をたえず観察するという複眼的視点をもつ必要がある．

ⅲ．記載の仕方：

記載するにあたっては異常なところだけでなく，正常・異常の区別なく，すべてを取り上げ，微妙な綾まで表現するためには母国語（我々の場合は日本語）を用いて叙述的に詳しく記す[注1]．ただし，患者の心の中を推察したような，感情移入した表現は避けるべきであり，客観的に観察された事実のみを記載すべきである

(感情移入した表現を時に筆者も用いることがあるが，その場合には「悲しげ」「思い詰めたような」等と記載し，'実際の内的体験はいざ知らず，当方にはそう見える'旨を示すことにしている)。

(注1：初診時の表出を詳しく記すのは状態像の特定のためであるが，他方後日において治療の成否を測るためでもある。というのは，状態の改善ないし悪化は表出に端的に表れ，その点で初診時の表出をいわば基準点として覚えておくことが必要となってくるが，詳しく記しておけばおくほどそのイメージアップが容易となるからである。なお，筆者は再診時以降はカルテに表出の一々を記すことはなく，変化したことのみを記すようにしている)

②体験

ⅰ．定義：

会話を交わすことによって初めて診察者にわかる患者の内的世界であり，正確には「心的営為総体の意識上・自覚的認知」である[10]。

ⅱ．解析方法：

体験を知る上においては「体験を聴き，症候を読む」という姿勢が必要である。ⅲで述べるように「記載にあたっては異常と判断される体験のみを取り上げて，それが既存の精神病理学的概念によれば何と表現されるものかを厳密に考究し，その術語を用いる」，すなわち状態像を特定する上においては，患者から聴取した異常体験に症候名を与えることが重要となるが，しかしながら目標とするものが症候名であるとしても，我々がいわば「症候を聴く」という面接態度—その典型は構造化面接である—で患者と

の面接に臨むとするならば，それは目標に達しないどころか，治療の弊害ともなろう（患者の苦悩に共感し，それを受容することが治療，ことに精神科治療の第一歩であることは言うまでもないが，先の「症候を聴く」という面接では患者には自己の苦悩が受容されたという実感が得られないからである）。

　それでは，どのような面接態度や技法が望まれるのか。それはあくまでも「体験を聴く」という面接態度であり，それはとりもなおさず，患者の陳述の流れに寄り添いつつ行う追体験とそれに基づく即応的質問という技法から構成されるものである。ここに，追体験と即応的質問とは，（患者の体験はもちろん言語的陳述として表現されるが）我々は患者の陳述をただに外在的対象として聴くのではなく，いわば'我が身に置き換えて'患者の述べる体験内容を心の中で自らが体験するように努め〈追体験〉，そしてその過程の中で追体験するうえで不明のところを尋ね，さらに追体験しえたとしたら，その体験から導かれるであろう次の体験（感情など）を類推してそれを尋ねる〈即応的質問〉，というような技法である。ここでは追体験という営みと即応的質問という作業が繰り返されるわけであるが，言葉を代えていえば我々は瞬時に当の患者になりかわり，瞬時に診断者へと戻るのである。これが適切かつ十分に行われているかぎり，症候の同定に足る体験内容はおのずと詳細に浮かび上がってくるのであり，また患者の苦悩に共感することともなり，治療上望ましい結果が得られることにもなろう（これは'言うは易く，行うは難し'の類いのものである。感謝の意を込めて実名を記させていただくが，筆者がまだ若い研修医のころ，学生のポリクリ実習に来られていた三井

記念病院精神科部長〈当時〉の梶山進先生の診察に陪席して，リラックスした雰囲気の下での淀みのない流れるような面接—それは街角での知人同士の日常会話に近い印象であった—が終わった時点で，診断に必要なあらゆる情報がすでに取り終わっているのに驚嘆したことがあった）。なお，体験を聴くにあたっては，患者の陳述の流れに素直に従う，いわば陳述に寄り添うことが大切であって，少なくとも初診の面接，ことにその前半においては筆者は患者の陳述を，それが診断上はどんなに些末なものであると思えても，それを打ち切ることはしない。それは，第1には打ち切ることが治療関係の形成を阻害することを考慮するからであるが，第2には初診においては患者の多くは混乱しており，その陳述が紆余曲折したものとなりがちなことは当然のことであって，そしてそうした混乱の最中にあってこそ紡ぎ出された，直截な言葉の中に真実があると思えることがあるからである（逆に，治療者が欲しい情報を，時にはメモにして，理路整然と与えてくれる，いわば'行儀のいい'患者がいるが，そこには「客観視」を通しての修飾や誤謬が含まれていることがあり，鵜呑みにしてはならないと思われる）。

ⅲ．記載の仕方：

記載にあたっては異常と判断される体験のみを取り上げて，それが既存の精神病理学的概念によれば何と表現されるものかを厳密に考究し，その術語を用いる（既存の術語に相応するものが見当たらない場合には，概念を明細化した新たなる術語を与える必要があるが，体験を患者の表現どおりに記載しておくのも一法である）。なお，記載の順は状態像の前景にあるもの，ないし患者

の苦悩の中心にあるものから記載していく。

　先に述べた表出は診察室場面での（場合によっては待合室でのものも含む），ある一定の時間内に認められたものに限って記載するが，体験の記載にあたっては診察室場面では認められなくとも，現在の状態が生起して以後のものはすべて記載する（体験というものは，それが正常であろうと異常であろうと状況に左右されることが多く，またその多くは本来短い持続で出没するものであるからである）。

③行動
　ⅰ．定義：

　表出と同じく客観的に観察されるものであるが，表出とは異なってある一定のまとまりのあるものである（ただし，「一定のまとまり」とはいっても，異常な行動の場合には目的を有し意図して行われる行為には相当しないものも多々ある）。行動の異常は，それが著しい場合にはすでに診察場面での表出となって表現される（例えば緊張病性興奮）。

　ⅱ．解析方法：

　診察場面で認められる場合には治療者自身による客観的な観察を行うが，日常生活におけるそれは，患者にもっとも身近に接している第3者（多くは家族，まれには職場の同僚や学校の教師）から聴取する。後者（ことに家族）の場合には，行動の発現を外在的要因に関係づけ，患者の心を推定しての，すなわち了解的文脈のもとに情報が与えられることが多いので注意を要する。

　ⅲ．記載の仕方：

診察場面での表出として認められる場合には，表出の項においてその具体的有り様を日常語で記載するとともに，この項においてそれに精神病理学的術語を与えておく。行動の異常はその質によっては，あるいは軽度の場合には診察場面で認められることがないが（例えば，無為・自閉的生活態度や易怒性亢進），この場合には体験の記載と同様に，現在の状態が生起して以後の，種々の生活場面で観察されたものをすべて記載する。

2. 状態像診断とは〈動的プロセス〉である

先に表出，体験，行動の各々について，それらの定義，解析方法，および記載の仕方を述べておいたが，実際の診察場面においては，我々はこれらすべてが揃ってから初めて状態像の検討に入るのかというとそうではなく，例えば患者が診察室に入ってきた最初の表情一つからでも，より慎重にいうならば挨拶を交わし主訴を聞いた段階から，可能性のある状態像のいくつかを推定し始めるのである。これはパターン認知というものが，例えば我々が弧を見てそれが円の一部ではないかと推定するように，部分から全体を推定させしめるものだからである。しかしながら，この最初の推定については，我々はそれ（それら）の確度が低いものであることを十分にわきまえておかなければならないし，その他の状態像である可能性を決して排除してはならない。

さて，体験の聴取は状態像を確定する上でもっとも重要なものであるが，前項で述べたように面接はあくまでも「体験を聴く」という面接態度のもとに行われべきであって，当初想定された状態像の確認のためのたんなる症状聴取であってはならない。しか

第3章 精神科臨床診断の要としての状態像診断 53

し一方で我々は当初推定された状態像の鑑別を心掛けなければならないのである。ここで必要とされるのが，先に述べた，面接経過の中でその場その時に応じて発せられる，追体験に基づく即応的質問である。面接が進むにつれ，患者の体験についての我々の理解はより豊かになり，表出の観察はよりきめ細やかになってくるが，それとともに当初推定された複数の状態像の中から一，二のものがより確度が高いものとして残り，あるいは当初はまったく予想もしていなかった状態像が可能性あるものとして浮上してくることになる。

　この段階にまで至ると，我々の面接は一転して状態像の確定へと傾き，確定のために我々の側から発する補充的な質問によって構成されることになる。ただし，面接中のどの時点でこの補充的質問の段階に入るべきかは実際上はかなり難しいものである。その困難さの一つは診断上のものであって，確度が高いと判断された，ある一つの状態像の確定のための補充的質問に入っても，それがことごとく否定され（いわば'当てが外れて'），改めて一つ前の段階に戻り，患者の自発的陳述に対する追体験と即応的質問を再度行わなければならないこともよくあることである。この行きつ戻りつを何度も繰り返さなければならない初回面接もまれにはある。今一つの困難さは治療上のものであって，それはことに面接のごく早期においてすでに状態像が疑いないものとして確定できた場合に気をつけなければならないことである。この場合，我々はつい早々に次の補充的質問の段階に入ってしまうが，これでは患者には自分の苦衷が真に理解された，受容されたという感が得られず（それどころか'型通りにあしらわれた'という恨み

を残すこともあり），その後の治療関係がぎくしゃくしたものともなりかねなくなる。

以上述べたように，状態像診断とは面接の始まりから終わりに至るまでの間，その確定を求めて時々刻々と，我々の心のうちにあって変化する〈動的プロセス〉なのである。

【補遺：精神医学と神経学における診断手法の共通点と相違点】[6]

前節において精神科臨床診断は二段階の診断過程を経ることを，および本節において状態像診断とは〈解析と統合に基づくパターン認知〉であることを述べたが，精神科臨床診断の特性をより明示するために，精神医学における診断手法と神経学における診断手法を対比しておこう。

表2には神経学と対比して，精神医学における診断手法を示したが，精神医学においても，また神経学においても，診断は二つの段階に分けて行われること，そしてその第2段階目の診断が疾患診断であることは共通しているが，第1段階目の診断の対象ならびに手法において両者は異なっている。すなわち，診断対象において精神医学は状態像であり，神経学は病巣部位であるという違いがあり，また診断手法において精神医学は，患者の陳述に寄り添いつつ行われる追体験に基づく即応的質問，および患者の表出，体験，行動の一々を解析しつつ，全体に統合して得られるパターン認知であり，神経学は，最初から最後に至るまでシステマティックに構成された神経系の系統的検査，および神経解剖学の知識の上に立って行われるロジック判断であるという違いがある。このように，精神医学と神経学はその診断対象において異なるだけでなく，その診断手法において「即応的質問-系統的検査」，「パターン認知-ロジック判断」と表現されるような，対極的といっていいほどの差異を有しているのであって，'近くて遠い'存在なのである（日常臨床においては必ずしもこうではないと反論されようが，診断困難例や未知の疾患に出会った際には，必ずやこうしたプロセスが踏まれているのである）。

表2 精神医学と神経学における診断手法の
共通点と相違点（文献6より引用）

	精神医学	神経学
第1段階	状態像	病巣部位
（診断手法）	即応的質問 （精神医学的面接）	系統的検査 （神経学的検査）
	パターン認知	ロジック判断
	↓	↓
第2段階	疾患	疾患

Ⅲ. 状態像記載の実際例

　前節の1において，筆者は状態像は表出，体験，行動に分けて解析されるものであること，およびそれらに定義を与えるとともに解析方法や記載の仕方を述べておいたが，最後にそれらの実際を示すべく，筆者自身が診察した患者のカルテから状態像記載の実例を挙げておく（6例を掲げるが，いずれも表出にかなりの特徴があった症例であり，それに応じて表出記載の分量は多くなっている。聞き馴れない状態像名があるかもしれないが，それは筆者が旧来の状態像名には収まりきらない病像をなんとか表現しようとした結果であり〈症例3〉，また状態像名が付されていないのは，求めても求めてもなお確とした状態像名を挙げえなかった症例であるが〈症例6〉，こうした症例も多々あることも付記し

ておく)。

　なお，いま「状態像記載」とは述べたが，個々に解析・記載された表出，体験，行動はあくまでも一つの全体への統合，すなわち状態像を確定する上での要素的素材であって，これらをたんに複合したものが即，状態像といっているわけではないのである。誤解のないように敢えて付け加えておく。

　カルテ記載にあたって，筆者は表出を1)，体験と行動は一括して2)として記載し（一括するのは，表出と違って体験と行動はともに異常なもの，すなわち症候と看做されるもののみを抽出しているからである)，さらに①診断的考察，②当面の治療方針を付記している。後者も併せて掲載しておく。

【症例1】40歳，女性，家婦／脳炎の疑い
〔錯乱状態〕
　1) 夫，実母とともに来院。待合室で待っている間にも大きな声（笑い声，泣き声，時に怒った声)をあげている。早々に診察室に誘導する。診察室の中では突っ立っており，夫が手をつかんで逃げ出さないようにしている。座るよう指示するとベッドに腰掛ける。当方の挨拶には少し応じる。一応の身なりはしているが，髪は乱れている。眼はいくぶん充血し，赤ら顔でうっすらと発汗している。手を触るといくぶん熱い。質問に対しては一応答えようとするが，すぐに話題が逸れ，また夫の方を向いて何か喋り始める。同じことを繰り返して話すこともあり。夫が病状，経過を説明している間も，大きな声で笑ったり，夫の言うことに口を出す。一度のみ「もう，いいの」と言って，当方を足蹴にする。全般的には児戯的爽快か？
　2) 児戯的爽快（易怒もあり)—情動不安定なるも上記が主，注意転導亢進，散乱思考，時間的・場所的失見当，全不眠（2日間)，発熱(37.8度)，頭痛を含む感冒様症状の先行

①状態像としては錯乱状態（困惑は殆どなく，アメンチアとは呼べない）。感冒様症状の先行，現在も発熱（いったん解熱したのち再上昇）もあり，脳炎を疑う。

②即入院を要する。

【症例2】27歳，女性，家婦／若年周期精神病(山下格)
〔アメンチア？〕

1）〈本診時〉髪をリボンでまとめ，また服装全体も年齢に比して幼い印象である。入室の時点ですでに涙ぐんでおり，持参しているバッグ，その他の荷物をベッド脇の籠に入れるような時でも，しばしば行動が停止することがある。正面を向いて座り，視線は合わせる。抑うつ的というよりも悲しげで困惑した面持ちであり，すぐに涙をこぼす。質問内容は理解されていると思われるが，すぐに自分の関心事（予診での面接内容に関連したこと）について質問を始める（＊）。患者の談話内容に対する当方の誤解に反応して，すぐにそれを自分と他者の関係一般の問題と化し（＊＊），涙を流す（＊，＊＊などは外界事象に対する易反応性を示すが，併せて反応事象はその場その場の浮動的なものであることが示唆される）。

2）〈2～3週間持続する下記のエピソードが頻発（月経前期に一致する時もあるが，そうでない時もある）〉

基調気分は抑うつ的。その基盤の上に，感情易反応性[注2]（多くは悲哀・抑うつの傾性を有する），猜疑心の亢進，情景附加−対話傍聴型の幻声，被害的自己関係づけ，身体の不定の不調感

（そのエピソードの最中において，気分易変性[注2]があるか否かは不明）

①17～18歳頃の初発で，現在に至るも（妊娠中は安定していたか？）上記のエピソードが頻発しており，上記診断が妥当。ただし，定型・重症例ほどの亜昏迷～昏迷は示さず。周囲の事象の意味づけは被害的に傾いているが，十分に理解できず困惑の面もあり，本日の状態像はアメンチアに近い。

②Carbamazepineを処方。

（注2：筆者は通常は情動不安定性と称されるものに気分易変性と感

情易反応性とを区別している）

【症例3】20歳，女性，女子大生／初期統合失調症（本症例は第2章の【記載の実際例】に掲げた症例である）
〔自生・過敏状態[注3]〕

1）単身で来院。身だしなみや礼容は整っている。背筋を伸ばして正対して着席するが，ややしばたくような眼であり，視線を外す傾向がある。全般的に緊張した様子があり，表情にもそれが窺えるが，時に話題に応じて見える笑顔はごく自然である。質問に対する理解は良好であり，応答は迅速であるが，その内容はごく手短であり，自ら積極的に話すことはない。

2）体感異常的訴え（頭の中心部が「ガンガン」→「ボー」，別の表現では「神経が腫れている」）—同一の体験に対して自己存在感の喪失（自己精神離人症）を思わせる表現をする，自生思考＊，自生記憶想起＊，自生空想表象＊，視覚性気付き亢進＊，音楽性幻聴＊，即時理解の障害＊＊，アンヘドニア？，空腹感の欠如，睡眠障害（数日間の全不眠），嗅覚低下？（煙草がまずい）

①上記＊は各々明瞭な初期統合失調症症状で，いずれも高校2年生以来のもの。＊＊も陰性初期症状。体感異常的訴え／自己存在感の喪失（自己精神離人症）も初期統合失調症に随伴したものと理解できる。これらの症候学的特徴より上記診断は確実。加えて，緊迫感の窺える表出や，積極的な受診行為と寡少な自発的訴えの乖離も上記診断を支持する。

②Sulpirideを処方。

（注3：この状態像名は筆者の提唱する初期統合失調症の状態像を表現するためのものであって，初期症状の中心である自生体験と気付き亢進〈知覚過敏〉から名付けたものである）

【症例4】19歳，男性，専門学校生／統合失調症（緊張型）の疑い
〔緊張病状態〕

1）左側背方へ引っ張られる形（その後の観察では必ずしも左側背方

ではない）で背筋を過度に伸ばし，また歩行は大腿部をやや過度に持ち上げるといった格好で入室してくる。入室→着席（起立→退室）の動作は緩徐である。入室から着席後しばらくの間まで，何かをしゃべっているかのような口部の動きが認められる。着席した後も背筋は過伸展の傾向あり，一方臥位はいわゆるかしこまった形の萎縮姿勢。顔はこちらに向けているが，必ずしも視線は合わせず，茫乎，困惑げな眼。眉間に皺を寄せ，眼裂を細めてまぶしげな表情をし，同時に下唇をかみしめるような一連の顔面運動を頻回に繰り返す。終了すると，ほっとため息をつくかのように，口を軽く開け，かつ眼裂はかえって開大する。緊張をときほぐすかのように（主に質問-応答の際に）笑顔を見せるが，上記表出とは不連続な印象である。質問には短く，Yes-No的応答を返す（概ねNoの返答）。

2）高卒後，上記の表出（＊）と行動の緩徐化（外出時のみ？），高3以来，全般性の意欲の低下，＊の中には独語（発声なし）-言語性精神運動幻覚が含まれる。

①ひそめ眉，尖り口，同類の異常な顔面運動，および緊張した不自然な肢位や歩行など緊張病症候群に含まれる表出。発声こそみないが，言語性精神運動幻覚と考えられる独語の存在からは統合失調症であろう。統合失調質という性格もこれを支持する。

②一応EEGをとって，器質徴候の有無を評価する。その後，抗精神病薬の投与を開始する。

【症例5】27歳，女性，無職／躁うつ病
〔躁状態〕
1）母と同伴入室。以前一度会ったことはあるがその旨の挨拶なく，着席する前にすぐに話し始める。背景説明もなく，いきなり具体的なことを述べ，当方の意見を求めてくる。そして話題は次々と転導し，制止しても会話は一時的に止むのみで，またすぐに話し始める。気分は基調としては上機嫌。ただし，母に制止されると，やや不機嫌になる。全般に退行し，幼児が駄々をこねるよう。機嫌をとると，またすぐに快活，多弁となる。視線には鋭いものがあるが，表情は全般的には弛緩か。行

動も決して速くはない(現在処方されている薬剤によって精神は茫乎，身体は虚脱をきたしているが，肝腎の躁状態はいささかも治まっていないという印象)。

2) 爽快気分(行動を制止されると不機嫌)，意想奔逸，多弁，過食傾向あり(大量の服薬によって7～8時間の睡眠は取れている)。

①躁状態であることは確か。上記したように茫乎／虚脱がいささかあるものの，状態像そのものの改善は認めず。リーマス®600mg/日，ロドピン®75mg/日，デパケン®600mg/日と各種抗躁剤が使われているが，いずれもその量が不十分と思える。他方，ベンゾジアゼピン系睡眠導入剤が多く，脱抑制，退行を強めているよう。

②処方薬の変更を行うが，主要な変更はロドピン150→200mg/日，デパケン600→800mg/日，バルネチール®1,600→1,300mg/日，ユーロジン®4→2mg/日，ダルメート®30→15mg/日とし，同用量ながらヒルナミン®100mg/日は分4から分1(眠)へ。

【症例6】21歳，女性，無職／失声(症状診断)

1) 父同伴にて入室してくる。入室時は後の表情(後述)に比べれば穏やかか?「お願いします」と，嗄声ながらなかなかしっかりとした聞き取れる声で挨拶する。ふいっと声が出た感じ。しかるに当方が「だいぶ声が出ますね」と言うと，一転目付きが険しくなり，内に攻撃を含んだような表情となる。当方がいくつか質問するが，その際にはもはや発声の試みすらせず，手で指して筆談を要求する。その内容も，質問に対して「なんでそれを聞くか」「関係ありません」等，攻撃的，拒否的。側背方へ控えた父が口出しするが，患者は眉間に皺を寄せ，表情を曇らせるだけで，父の方を見ようともせず。これは父に直接話しかけられても同じ。上記したように，表情は硬いというよりも険しく，瞬目少なく当方を凝視する。攻撃的ないし威圧的印象。今後の方針の説明時，現在通院中の○○病院へ戻りますかというと，なかば恐怖，なかば嫌悪の表情を浮かべて，「○○病院では治せません。カウンセリングでは治りません」と，嗄声で絞り出すように述べる。以後も二言三言は発声する。○○病院へ戻るか，東大へ通院するか，専門家を紹介するかの三

案を出し，考えるよう言うが，暫く黙ったのち，当院への通院を自分の意思として述べる。なお，化粧もし，マニキュアもつけ，髪もアップにし，服装もシックな装いであり，身だしなみには十分以上に気にかけている様子。

2）嗄声と緘黙（？），易怒性，（中学以来の）孤立的生活状況，'腹水'の訴え

①症候学的には失声が主であり，転換型ヒステリーが疑われるが，それだけでは済まなさそう。境界性人格障害のような人格障害が背後にあると思われる。統合失調症は否定的。

②当院通院とする。

　日常臨床において，その当初においては自覚して始めたものながら，いまやほとんど慣習化し，さして意識せずに行っている営為をいざ言語化してみようとすると，それがいかに難しいものであるかを痛感した。実際に行っていることをはたしてそのままに記しえているか，自らの実感に問い直し，あるいは筆者の臨床を間近に知る同僚に見せ，やっとのことでこの章を書き上げることができた。

精神科雑感 5

'インテリやくざ' たれ！

　春になると大学病院では新しい研修医を迎えてやたらと飲み会が増える。酒好きの小生はついつい二次会、三次会へと流れていくが、つい先日のそうして流れていった先で「精神科医は'インテリやくざ'たれ！」という「妄言」を吐いてしまった。

　その言葉で小生が言いたかったのは、生活経験や生活環境において多種多様な患者に対応していく上においては、やくざ映画で時に描かれる、組織のNo.2か3で組長の信頼厚く対外折衝を一手に引き受けるような切れ者でありながら、チンピラとの付き合いもよく、睨みもきくし頼られもするというような、柔軟性に富んだ'インテリやくざ'が精神科医の一つのモデルになるというものである。というのも、精神科医療においては医師と患者との信頼関係の形成がまずもっての基盤となるが、そのための第一歩は、それこそ患者が超インテリであれヤーさんであれ、各々の生活経験に根差した患者の心性や価値観を主治医として尊重し、了解していくことにあると思うからである。ここにいう了解とは、アプリオリに「わかる」という、生活経験に基づく常識的理解であるが、その常識は一般通念でいうそれよりも相当に幅広いものでなければならず、時にはアウトロー的なものをも許すものでなければならない（「'インテリやくざ'たれ！」と表現したのは、そのアウトロー的匂いも含んでのことである）。人間誰しもその常識は生い育った生活環境に規定されるが、自身の生活経験や常識、あるいは価値観が狭く偏っていることを知ることが精神科医になっていく第一歩であり、そうでなければ本来「わかる」はずの患者の心性をも「異常心理」にしかねないことになる。なによりも実地で経験するのがいいが、それができないならば本でも映画でもよかろう、とにかく生活経験を増やし、それに根差した「わかる」ことを広げるよう努めること、それが精神科医になっていく上で大切であると思う。というのは、治療、殊に精神科治療においては科学的知識だけでなく情味豊かな人間性が必要とされるからである。(2003.7)

精神科雑感 6

障害を受けるのも心，
その心を受け止めねばならないのもまた心

　「精神疾患における自己治癒，coping，養生」というテーマを取り上げてみてはどうかという意見が出されたとき，昔と違って小生の心の中でこれらの言葉に'なじみ'が出てきていることに気づかされて，正直いって驚いたものである。

　疾患そのものに内在する治癒傾向をさす自己治癒は別として，copingあるいは養生とは慢性疾患にかかった人が積極的あるいは消極的にとる，ある一定の病的状態との共存過程であろうが，これはいつ治るともわからない長期の疾患に倒れた人がやむなくとる適応の一種であろう。小生が先に'なじみ'が出ているのに驚かされたといったのは，お恥ずかしいことに若いころはこうした患者の心性，適応に頓着することなく，頭に覚えた知識，身につけた技法に支えられた万能感のもとで突撃ラッパに鼓舞されるごとくに疾患と全面対決を試み，患者を叱咤激励してはないものねだり的な望みを抱かせたものであるからである。若さゆえのあのひたむきさが患者を回復に導いたという充ち足りた経験を思い起こすと同時に，患者につかの間の幻想を与えただけで，かえってそれがのちに患者にえも言われぬ焦慮を引き起こし，深い悲嘆の淵に追いやったという苦い経験をも思い返すのである。「利は少なくても決して害を与えてはならない」，これが最近の小生の治療姿勢であるが，この消極さ，慎重さは精神科医の養生訓とでもいおうか。いずれにしろいまなお難治であり続ける精神疾患をやむなく担わねばならなくなった患者の心性をおもんばかること，これは決して精神科に限られたものではなかろうが，精神科医療においては障害を受けるのも心であり，その心を受け止めねばならないのもまた心であることを考えると，一層肝に銘じなければならないことのように思われる。(1994.7)

文　　献

1) 中安信夫：DMS-Ⅲ-Rに見る臨床的視点の欠落―精神医学における臨床診断のあり方に触れて. 精神科治療学, 6；511-520, 1991.
2) 中安信夫：緊迫困惑気分／居住まいを正させる緊迫感―初期分裂病治療の標的について. 精神科治療学, 8；1161-1167, 1993.
3) 中安信夫：臨床診断基準に求められるもの―初期診断と疑診. 精神医学, 36；479-486, 1994.
4) 中安信夫：稀な精神症状群ないし状態像：特集にあたって. 精神科治療学, 12；213-214, 1997.
5) 中安信夫：状態像診断. 精神科治療学, 13（増刊）；9-21, 1998.
6) 中安信夫：精神科臨床診断の思想―臨床診断基準に求められるものは何か. 松下正明総編集：臨床精神医学講座第24巻, 中山書店, 東京, p.69-81, 1999.
7) 中安信夫：EBM（統計証拠）/アルゴリズム（フローチャート）vs. 経験証拠/治療適応―治療方針の選択に際しての臨床医の決断. 精神経誌, 103；43-48, 2001.
8) 中安信夫：さまざまな臨床場面における診療・相談記録の書き方：初診時. 精神科臨床サービス, 2；34-40, 2002.
9) 中安信夫, 関由賀子, 針間博彦：初期分裂病2004. 中安信夫, 村上靖彦編：初期分裂病―分裂病の顕在発症予防をめざして. 思春期青年期ケース研究10, 岩崎学術出版社, 東京, p.11-32, 2004.
10) 中安信夫：序論　心的体験, 精神症候, 病態心理（連載　体験を聴き, 症候を読む：第1回）. 精神科治療学, 21；425-435, 2006.
11) 臺弘：三つの治療法. 治療覚書6, 精神科治療学, 5；1573-1577, 1990.

著者略歴

中安信夫（なかやす のぶお）

昭和24年　山口県宇部市に生まれる
昭和50年　東京大学医学部医学科卒業，精神医学教室に入局
昭和59年　群馬大学医学部神経精神医学教室・講師
昭和63年　東京都精神医学総合研究所社会精神医学研究部門・副参事研究員
平成3年　東京大学医学部精神医学講座（現大学院医学系研究科精神医学分野）・准教授，現在に至る

専攻：臨床精神医学，精神病理学
著書：中安信夫『初期分裂病』（星和書店, 1990）
　　　中安信夫『分裂病症候学―記述現象学的記載から神経心理学的理解へ』（星和書店, 1991）
　　　中安信夫, 神庭重信『対談：初期分裂病を語る』（星和書店, 1991）
　　　中安信夫『初期分裂病／補稿』（星和書店, 1996）
　　　中安信夫『宮崎勤精神鑑定書別冊　中安信夫鑑定人の意見』（星和書店, 2001）
　　　中安信夫『増補改訂　分裂病症候学―記述現象学的記載から神経心理学的理解へ』（星和書店, 2001）
　　　中安信夫編『精神科臨床のための必読100文献』（星和書店, 2003）
　　　中安信夫編『稀で特異な精神症候群ないし状態像』（星和書店, 2004）
　　　中安信夫, 村上靖彦編『初期分裂病―分裂病の顕在発症予防をめざして』（思春期青年期ケース研究10）（岩崎学術出版社, 2004）
　　　村上靖彦, 永田俊彦, 市橋秀夫, 中安信夫『座談　精神科臨床の考え方―危機を乗り越えるべく』（メディカルレビュー社, 2005）
　　　中安信夫『体験を聴く・症候を読む・病態を解く―精神症候学の方法についての覚書』（星和書店, 2008）

精神科臨床を始める人のために──精神科臨床診断の方法

2007年1月24日　初版第1刷発行
2008年5月12日　初版第2刷発行

著　者　中　安　信　夫
発行者　石　澤　雄　司
発行所　株式会社　星　和　書　店

　　　　東京都杉並区上高井戸1-2-5　〒168-0074
　　　　電話　03(3329)0031（営業部）／(3329)0033（編集部）
　　　　FAX　03(5374)7186

©2007　星和書店　　　Printed in Japan　　　ISBN978-4-7911-0620-2

体験を聴く・症候を読む・病態を解く
精神症候学の方法についての覚書

中安信夫 著

A5判
208p
2,600円

初期分裂病
分裂病臨床の客観的診断基準の確立

中安信夫 著

A5判
152p
2,670円

対談 初期分裂病を語る
その概念と臨床像、ケースカンファランス

中安信夫 編著

四六判
112p
1,650円

初期分裂病／補稿
分裂病の早期発見、早期治療

中安信夫 著

A5判
288p
4,800円

増補改訂 分裂病症候学
記述現象学的記載から
神経心理学的理解へ

中安信夫 著

A5判
函入
876p
13,000円

発行：星和書店　http://www.seiwa-pb.co.jp　価格は本体（税別）です

宮崎勤精神鑑定書別冊 中安信夫鑑定人の意見	中安信夫 著	A5判 函入 640p 15,000円
稀で特異な精神症候群 ないし状態像	中安信夫 編	B5判 252p 4,500円
精神科臨床とは何か 日々新たなる経験のために	内海健 著	A5判 232p 2,500円
うつ病論の現在 精緻な臨床をめざして	広瀬徹也、 内海健 編	A5判 224p 3,600円
統合失調症への アプローチ	池淵恵美 著	A5判 504p 3,600円

発行：星和書店　http://www.seiwa-pb.co.jp　価格は本体（税別）です

精神科の専門家をめざす
「精神科臨床サービス」自選集

福田正人 編著

四六判
172p
1,500円

精神科における予診・初診・初期治療

笠原嘉 著

四六判
180p
2,000円

身体拘束・隔離の指針
日本総合病院精神医学会治療指針3

日本総合病院精神医学会 教育・研究委員会
（主担当：八田耕太郎）編

四六変形
（縦18.8cm×横11.2cm）
112p
2,200円

精神科急性期治療病棟
急性期からリハビリまで

前田久雄 編

B5判
288p
7,800円

カタトニア
臨床医のための診断・治療ガイド

M.Fink、M.A.Taylor 著
鈴木一正 訳

B5判
312p
5,600円

発行：星和書店　http://www.seiwa-pb.co.jp　価格は本体（税別）です

書名	著者	仕様
抗うつ薬理解のエッセンス	Mike Briley 著 望月大介 訳	四六変形 (縦18.8cm×横11.2cm) 92p 1,800円
こころの病に効く薬 ―脳と心をつなぐメカニズム入門―	渡辺雅幸 著	四六判 248p 2,300円
こころのくすり 最新事情	田島治 著	四六判 160p 1,800円
こころの治療薬ハンドブック 第5版 向精神薬の錠剤のカラー写真が満載	山口、酒井、宮本、吉尾 編	四六判 288p 2,600円
わかりやすい子どもの精神科薬物療法ガイドブック	ウィレンズ 著 岡田俊 監訳・監修・訳 大村正樹 訳	A5判 456p 3,500円

発行：星和書店　http://www.seiwa-pb.co.jp　価格は本体(税別)です

不安障害 —精神療法の視点から—	中村 敬 著	A5判 336p 3,800円
自閉症考現箚記	石坂好樹 著	A5判 208p 2,800円
すぐ引ける、すぐわかる 精神医学最新ガイド	R.W.ロゥキマ 著 勝田吉彰、 吉田美樹 訳	四六判 596p 2,700円
パニック障害100のQ&A	C.W.バーマン 著 郭 哲次 監訳 東 柚羽貴 訳	四六判 244p 1,800円
統合失調症100のQ&A 苦しみを乗り越えるために	リン・E・デリシ 著 切刀浩、堀弘明 訳	四六判 272p 1,800円

発行：星和書店　http://www.seiwa-pb.co.jp　価格は本体(税別)です